慢性病의 眞理

―生命과 成人病과 암의 眞理―

邊萬里 著

資文閣

머 리 말

　현대병은 만성병이 압도적이다. 현대의학은 성인병과 암을 비롯한 만성병을 다스릴 수가 없다. 하나같이 난치불치다. 그이유는 무엇인가. 만성병의 원인과 진상을 알 수 없기 때문이다. 의학이 진단할 수 있는 것은 나타난 병의 양상인 증(證)이 기본이요 전부다. 나타나지않은 병의 근본인 원인에 대해선 진단이 전혀 불가능하다. 증은 병의 지엽(枝葉)이요 원인은 병의 뿌리다. 만성병은 저마다 만성적인 뿌리를 가지고 있다. 지엽은 아무리 다스려도 재생하듯이 증은 아무리 다스려도 재발함으로서 근치가 불가능하다. 만성병을 완치하려면 뿌리를 발견하고 발본색원해야 한다. 의학은 수천년의 역사를 가지고 있지만 처음부디 증을 위주로 한 진단과 처방과 치병으로 시종 일관하고 있다. 병의 근본인 원인과 뿌리에 대해선 한치도 알지못하고 있다. 증위주의 진단과 처방을 증진증방(證診證方)이라고 한다. 의학은 증진증방으로 만성병을 다스리고저 하지만 뿌리같은 만성병은 요지부동으로 불가항력이다.

　당뇨 고혈압과 암등 만성병은 무적의 개선장군처럼 설치고 판을 치지만 의학은 속수무책이다. 만성병환자는 날로 늘어나고 있지만 의학은 어찌 할 수가 없다. 환자는 평생 병고와 씨름해야 하고 끝내 병으로 죽을 수 밖에 없다. 과연 만성병을 고칠 수 있는 의학은 없는 것인가. 미국의 의학과 과학은 만성병을 고칠수 있는 최첨단의 의학으로서 인체설계도를 찾고 있다. 조물주가 인체를 창조한 설계도를 발견하면 인체의 모든 것을 알 수 있듯이 만성병의 원인과 뿌리도 알 수 있기 때문이다.

이는 지극히 현명하고 정확한 판단이다. 미국은 15년 계획으로 30억달러(弗)와 수천인력을 동원해서 10년째 찾고 있다. 조물주의 인체설계도는 아직 윤곽조차 모르고 있다. 조물주의 인체설계도를 인간이 발견한다는 것은 결코 쉬운일이 아니다. 천문학적 돈과 세계적인 의학과 과학으로는 찾기 힘든 인체설계도를 만일에 한국에서 발견했다면 어찌될까?

이는 가정이 아니고 사실이다. 발견한 주인공은 의학자도 과학자도 아닌 무명의 음양가다. 조물주가 창조한 천명의 진리를 발견함으로서 조물주의 인체설계도를 완벽하게 밝혀낸 것이다. 핵심은 조물주의 창조원리다. 조물주는 우주와 만유를 음양오행으로 창조하였듯이 천명과 인체 또한 음양오행으로 창조한 것이다. 음양오행설은 중국에서 탄생했지만 그 진리를 최초로 발견한 것은 한국이다. 진리는 눈을 활짝 열어준다. 모든 것이 한눈으로 관찰된다.

천명을 구성한 음양오행의 성분(成分)은 곧 인체설게도로서 오장육부의 왕쇠강약을 비롯 무엇이 허하고 병이며 원인인지를 거울처럼 뚜렷이 밝혀준다. 진단이 필요없고 문진도 필요없다. 천명이 타고난 음양오행의 설계도에 따라서 인체와 장부를 해부하고 조명하면 모든 것이 영상처럼 선명하게 판단된다. 생명의 근원이 혈기이고 만병의 근본이 혈기부족이라는 사실도 밝혀진다. 혈기부족인 허가 만성화하면 만성병이 발생하고 허가 극단적인 극허상태이면 암이 발생한다. 풍한습열(風寒濕熱)을 비롯 세균과 독소등 사기(邪氣)가 득실거리는 병의 양상을 실(實)이라하고 증(證)이라 한다. 실과 증은 하나같이 허에서 자생(自生)하고 기생(寄生)하는 허의 소생으로서 허가 만성화하면 병도 만성화한다. 허는 보완 즉 다스려지고 사라진다. 허가 사라지면 병은 의지가 없음으로서 저절로 사라진다. 의학은 실과 증을 발견할 뿐 허는 발견할 수가 없다. 허는 인체설계도에 의해서 최초로 발견한 만병의 근원이다.

 실은 위험천만한 독극물로서 밖으로 추방하는 사(瀉)가 급선무다. 실을 다스리는 의학의 처방은 하나같이 사(瀉)가 위주이고 치병의 대본이다.

 천명과 인체설계도에 의해서 만성병의 원인이 허라는 사실을 발견하고 허를 다스리는 처방과 약물을 개발한 만성병 전문의방(醫方)을 기질학(氣質學)이라고 한다. 이는 한국인이 한국에서 최초로 개발한 명실상부한 한국의학이다. 기질학은 인체설계도에서 탄생한 만능의안(萬能醫眼)으로서 천명을 위주로 진단없이 만병을 근원적으로 밝혀내고 뿌리채 다스린다. 의학은 증을 위주로 병을 백가지 천가지로 분류하고 증마다 처방을 달리하는데 반해서 기질학은 백천가지 증과 병을 음허(陰虛)와 양허(陽虛) 두가지 병으로 집약하는 동시에 처방 또한 보음(補陰)과 보양(補陽) 두가지로서 만병을 다스린다. 만성적인 두통과 신경통을 비롯 관절염과 불면증등 일체의 병을 단한가지 처방으로 완전근치한다. 이는 의학의 일대혁명이 아니고 전혀 새로운 의학인 것이다. 의학은 의사라야 할 수 있고 의사는 대학을 나와야 한다. 기질학은 누구나 할 수 있고 대학이 따로 없다. 의학은 6년의 수업이 필수지만 기질학은 단 몇달이면 완성하고 능소능대하다.

 의학은 오진과 약사고가 불가피하지만 기질학은 오진과 약사고가 전혀 없다. 의학은 전문적이고 직업적인데 반해서 기질학은 상식적이고 대중적이다. 의학은 개방이 지극히 어렵지만 기질학은 처음부터 개방적이다. 의학과 기질학은 차원이 다르고 지극히 대조적이지만 대립적이고 반목적인 적대관계는 아니다. 병에는 의학이라야 고칠 수 있는 병이 따로 있듯이 기질학이라야 고칠수 있는 병이 따로 있다. 의학과 기질학은 불가분의 공동체로서 상부상조하는 상생(相生)관계다.

한방과 양방은 증을 위주로 진단하고 처방하며 다스린다. 같은 증의학이면서 대립과 반목이 심하다. 의학은 병을 고치는 지식이요 기술이다. 의학의 주체는 환자이지 의사가 아니다. 환자를 위한 의학이라면 양방과 한방은 당연히 하나가 되어야 한다. 한방이 고칠 수 있는 병이 따로 있듯이 양방이 고칠 수 있는 병이 따로 있는 것이다. 이웃 일본(日本)에는 양방과 한방은 하나요 둘이 아니다. 양방의사는 있어도 한방의사는 없으며 양방의사는 누구나 한방을 즐겨하고 있다. 지구상에서 양방과 한방을 갈라 놓은 것은 한국이 대표적이다. 일제시대에도 한방은 완전 개방되어 있었다. 의학엔 국경이 있을 수 없다. 하물며 양방이다 한방이다 파벌이 있을 수는 없다. 양방은 외래의학이다 한방도 외래의학이다. 같은 외래의학끼리 대립하고 반목하는 것은 밥그릇 싸움이 아니겠는가.

의학은 미완성의 학문이다. 미완성이기에 난치불치의 병이 허다하게 아닌가. 의학이 완성되려면 온 인류의 지혜가 집중되어야 한다. 그러기 위해선 의학은 완전 개방되어야 한다. 의학을 통제하고 규제하는 것은 한창 자라날 나무에 톱질을 하고 말뚝을 박는것과 같다. 역사적으로 의학을 개발한 것은 대학이나 의사가 아니다. 동양의학의 성경인 내경(內經)을 창시한 황제(黃帝)와 본초를 창시한 신농씨(神農氏)는 대학인도 박사도 아닌 자연인이었듯이 의학은 대학문 박에서 발생하고 성장해 왔다. 지구상에서 최초로 인체설계도를 발견하고 기질학을 개발한것도 대학이나 박사가 아닌 무명의 자연인다. 전세계가 찾고있는 인체설계도를 이땅에서 발견한 것은 세기적인 영광이 아닐 수 없다. 만일에 미국이나 대학에서 탄생했다면 천지가 진동하리만큼 세계적인 축복과 각광을 누렸을 것이다. 하지만 이땅에서 발견된 인체설계도는 태어나자마자 법의 사슬에 묶인채 꼼작달삭을 못하고 있다. 영광과 축복은커녕 온갖 천대와 학대와 박해속에서 숨도 제대로 쉬지못하고 있다. 태어나서는 않될 곳에서 태어난 때문일까 아니면 기구한 운명때문일까.

　인체설게도는 순수한 한국의학인 기질학을 탄생시킨 산모다. 외래의학은 판을 치는데 한국의학은 숨조차 제대로 쉴 수 없는 질식상태다. 외래의학은 만성병앞에 속수무책인데 한국의학은 만성병이 전문이다. 성인병과 암의 원인을 정확히 밝혀내고 뿌리채 다스릴 수 있는 처방을 개발하고 있다. 이는 동서고금을 통해서 전무후무한 세계적인 기적의 의술이다. 하지만 통제하고 규제하는 법의 사슬에 묶여있는 인체설계도와 한국의학은 임상과 실험을 할 수가 없다. 과연 이대로 생매장을 당해야 하는가. 이글은 인체설계도와 기질학의 진리를 비롯 만성병의 원인과 진상과 다스리는 법도를 구체적으로 밝히는데 정성을 다했다.
　인체설계도와 기질학을 이해하고 꽃을 피울수 있는 촉진제가 되기를 기대해 맞이않는다.

차 례

머리말	3
생명의 진리	11
오행의 진리	15
상생의 원리	23
상극	27
운기의 조화	29
인간의 창조와 설계도	31
천명과 운명	45
인체의 구조와 설계도	51
운기와 기질	61
병이란 무엇인가	67
만성병의 진리와 병리	71
기질로 분석하는 병리	81
약의 원리	99
천명의 원리	107
한방의 병리와 치병	119
의학과 기질학	129

기질학의 미래와 시대 ---------------- 139
장수공부 ---------------------------- 161

生命의 진리
- 陰陽의 眞理 -

　병이 무엇인지를 알려면 병의 진리부터 알아야 한다. 병의 진리를 알려면 병의 주체인 인체가 무엇인지를 알아야 하고 인체를 알려면 인체의 기본인 생명의 진리부터 알아야 한다. 지금까지의 의학은 병의 양상인 증(證)을 위주로 진단하고 처방하며 다스리는데만 열중해왔다. 병의 주체인 인체에 대해선 해부와 분석을 통해서 많은 지식을 발견하고 있지만 생명의 진리에 대해선 아무런 해답을 얻지못하고 있다. 십인십색으로 저마다 추상적인 주관을 피력할 따름이다. 생명을 가진 물체를 생물이라고 한다. 생물은 동물과 식물이 대표적이다. 동물의 왕자는 인간이다. 인간은 생명과 생물과 동물을 대표하는 황제로서 군림하고 있다. 황제는 천하를 지배하듯이 인간은 자연과 지구와 세계를 지배하고 있다. 과연 인간은 어떻게해서 이세상에 태어났을까. 인간을 창조한 조물주는 과연 누구일것인가. 종교계는 인간을 창조한 것은 하느님이라고 한다. 혹은 신이라하고 혹은 부처님이라고도 한다. 하느님은 어디에나 있듯이 신과 부처님 역시 어디에나 있다. 하느님이나 신이나 부처님이 조물주라면 인간과 생명과 생물은 지구상에 어디에서나 골고루 탄생할 것이지만 현실은 전혀 다르다. 지하수가 없는 사막이나 백사장과 태양열이 허약한 남극과 북극 그리고 엄동설한에는 생물이 발생하지 않는다. 물이 있는 윤택한 땅과 태양열이 따스한 땅에서만 생물은 발생한다.

물(水)은 형제가 있는 물질로서 음(陰)이라 하고 태양의 빛과 열은 형체가 없는 기질(氣質)로서 양(陽)이라고 한다. 땅은 음과 양을 화합하는 매개체로서 중화자(中和者)라고 한다. 생명은 음과 양과 중화자에 의해서 창조되고 탄생한다. 음과 양과 중화자를 생명의 창조자요 조물주이며 삼대요소(三大要素)라고 한다.
　생명은 삼자중 하나만 잃어도 탄생할수도 존재할수도 없다. 생명의 주체는 음과 양이다. 음은 육신이요 아내이며 양은 정신이요 남편이다. 육신은 정신없이는 살 수 없듯이 정신은 육신없이는 살 수 없다. 아내는 남편이 없으면 과부과 되듯이 남편은 아내가 없으면 홀아비가 된다. 육신과 정신은 불가분의 하나이듯이 남편과 아내는 불가분의 하나다. 뭉치면 살고 갈라서면 파멸이다. 이것이 있어야 저것이 있고 저것이 있어야 이것이 있다. 그와같이 음과 양은 절대적으로 불가분의 하나다. 합치면 생명이 되고 갈라서면 죽음의 시체가 된다. 점술가들은 음과 양을 여성과 남성 또는 물과 불 내지 땅과 하늘로 비유한다.
　여성과 남성은 남남이다. 혼자사는 수녀(修女)나 비구니(比丘尼)는 평생 남성을 모르듯이 절에 사는 비구승과 독신자는 평생 여성을 모르고 산다. 물과 불은 전혀 상극이듯이 하늘과 땅은 전혀 별개다. 음과 양은 불가분의 상생관계로서 서로 의지하고 사랑하며 상부상조하고 공생(共生)한다. 음과 양이 최초로 화합하는 모습을 태극(太極)이 라고 한다. 태극은 음과 양이 한쌍의 부부로서 서로 포옹하고 화합하는 모습이다.
　아내와 남편이 화합하면 새로운 생명을 잉태하고 출생하듯이 음과 양이 하나가 되는 태극은 인간을 비롯한 중생을 창조하고 탄생한다. 태극은 곧 우주와 자연과 생명을 창조한 조물주다. 삼라만상은 태극에 의해서 창조되고 탄생하는 태극의 아들딸이다.
　태극이 있는곳엔 음양이 있고 음양이 있는곳에 태극이 있듯이 생명이 있는곳엔 태극과 음양이 있고 태극과 음양이 있다. 그 태극을 국기(國旗)로 삼고 있는 나라는 지구상에 우리나라뿐이다. 이 얼마나 자랑스러운 영광인가 하지만 태극이 우주와 만유를 창조한 조물주라는 사실을 알고 있는 사람은 과연 몇이나 될 것인가. 태극은 지구상에 최초로 태양이 떠오르는 형상과 하늘에서 비와 물이 고여서 바다를 이루는 형상으로 되어있다. 태양빛은 붉고 물빛은 검다. 붉은빛은 양을 상징하고 검은 빛은 음을 상징한다.

오행(五行)의 진리

　태극과 음양에 의해서 생명과 삼라만상이 최초로 발생하고 성장하며 화합하고 성숙해서 거두고 갈무리하는 과정과 모습을 오행(五行)이라고 한다. 목(木)은 발생하는 과정이요 화(火)는 성장하는 과정이며 토(土)는 음과양이 화합하는 모습이요 금(金)은 만물을 거두는 과정이며 수(水)는 지하로 갈무리하는 과정이다.
　이를 구체적으로 설명하면 다음과 같다.

목(木)의 진리

　지구상엔 여러나라의 여러 가시 문자(文字)가 있다. 힌글과 영문자등 대부분의 글자는 소리를 나타내는 표음(表音)문자다. 유독 중국의 한문(漢文)은 뜻(意)과 상(象)을 나타내는 글자로서 표의(表意)문자요 표상(表象)문자라고 한다. 그와같이 오행의 글자는 저마다 깊은 뜻과 상을 나타내고 있다. 나무목(木)은 일(一)자에 한가닥 위에 치솟은 대공과 아래의 세가닥 줄기로 되어있다. 한일자는 땅인 지평선을 의미하고 한가닥 치솟은 대공은 지구상에 최초로 그 무엇이 나타나고 있음을 의미한다. 아래의 세가닥은 지하에 갈무리된 물줄기를 의미한다. 이는 지구상에 삼라만상이 최초로 발생하고 나타나는 과정과 모습을 구체화한 것이다. 아침에 최초로 나타나는 것은 태양이다. 태양은 언제나 동방(東方)에서 떠오른다. 동방에서 해가 발생하는 과정과 모습을 동방목(東方木)이라고 한다. 만물은 봄이되면 싹이트고 발생한다. 이를 춘목(春木)이라고 한다. 인간이 어머니 뱃속에서 머리를 쳐들고 최초로 탄생하는 모습에서 나무 목(木)과 흡사하다. 무엇이든 지구상에 처음 나타내는 모습을 상징하는 것이 나무목이다. 동방목이란 해가 뜨는 방위를 의미하고 춘목이란 만물이 발생하는 절기를 의미한다. 나무목은 한가닥 대공과 세가닥의 기나긴 물줄기로 구성되었다. 이는 무엇을 의미하는 것인가. 앞서 음양에서 말한바와 같이 생명은 지하수와 태양열로 창조된다. 태양열이 지하수를 지상으로 끌어올리어서 형체화하는 것이 생명이요 생물이다. 나무목은 아침과 봄을 상징한다. 아침과 봄엔 태양열이 따스할뿐 뜨겁지는 않다. 따스한 햇살은 지하수를 지상으로 끌어올리는 힘이 왕성하지 못하다. 겨우 한가닥을 간신히 형체화 할 뿐이다.

지하수가 세가닥인 것은 지상의 태양열보다 지하수가 압도적으로 왕성함을 의미한다. 음은 왕하고 양은 약한 것이 아침과 봄의 형상이다. 여기서 주목할 것은 생명의 창조원리다. 생명은 지하수를 태양열이 지상으로 끌어올림으로서 창조되고 발생하는 것이다. 지하수와 태양열과 땅은 생명이 창조되고 탄생하는 절대적 조건이 다. 지하수는 음이요 태양열은 양이며 땅은 중화자다. 지하수가 없거나 태양열이 없거나 땅이없는 곳엔 생명이 탄생할 수 없는 것이다. 음과양의 태극이 주체임은 말할나위없다.

점술가들은 나무 목(木)을 글자대로 나무라고 풀이하고 통용(通用)하는가 하면 동방목을 동방의 나무라하고 춘목을 봄나무라고 풀이하고 통용한다. 나무는 동서남북 어디에나 있듯이 춘하추동 언제나 있다. 해가 동방에 떠오르는 동방 목과 동방의 나무는 전혀 다르듯이 봄에 만물이 발생하는 춘목과 봄의 나무는 전혀 판이하다. 과연 어느것이 진리이겠는가?

화(火)의 진리

화(火)는 위로 힘차게 세가닥이 치솟고 아래로는 짧은 두가닥이 꼬리처럼 그어져있는 형국이다. 이는 나무 목(木)과는 대조적이다. 나무목은 위로는 짧은 한가닥이 그어져있고 아래로는 세가닥이 길게 그어져있다. 화(火)는 위로 세가닥이 길게 그어져있는 반면에 아래로는 짧은 두가닥이 그어져있다. 이는 지상의 짧은 한가닥이 세가닥으로 길게 갈라지고 자라난 형상인 동시에 지하의 기나긴 세가닥이 바짝 줄어서 두가닥으로 오그러진 현상이다. 지상의 한가닥이 세가닥으로 길게 갈라진 것은 지상의 싹이 힘차게 자라나서 여러갈래로 갈라지고 성장한 형상이다.

지상의 생물은 지하의 물(水)로 만들어진다고 했다. 지상의 생물이 성장하려면 그만큼 지하수는 소모됨으로서 지상의 생물이 성장한만큼 지하수는 줄어들 것이 필연적이다. 화(火)는 지상의 한가닥이 세가닥으로 힘차게 성장한 모습인 동시에 지하수가 대량 소모됨으로서 세가닥이 꼬리처럼 바짝 줄어든 모습이다.

이는 지상의 생물이 지하수로 발생하고 성장함을 구체적으로 입증하는 것이다. 지상의 한가닥이 크게 세가닥으로 치솟은 것은 성장과 변화를 의미한다. 나무목(木)은 나무가 아닌 발생과 시작을 상징하듯이 불화(火)은 불이아닌 성장과 변화를 상징한다. 태양이 하늘로 치솟아 정상에 오르는 것을 중천이라고 한다. 이때엔 태양이 남방(南方)에 위치함으로서 이를 남방화(南方火)라고 한다. 여름이면 만물이 성장해서 무성해진다.

이를 하화(夏火)라고한다. 동방에서 떠오르는 태양은 동방목(木)이라 하고 남방에 중천한 태양은 남방화(火)라 하듯이 봄에 만물이 발생하는 것은 춘목(春木)이라하고 여름에 만물이 무성하게 성장하고 변화하는 것은 하화(夏火)라고 한다. 점술가들은 남방화는 글자대로 풀이해서 남쪽의 불이라고 풀이하고 통용하듯이 하화(夏火)는 여름의 불이라고 풀이하고 통용한다. 불은 동서남북 어디에나 있듯이 춘하추동 언제나 있다. 태양이 남방에서 중천한다는 남방화(火)와 남쪽의 불은 전혀 다르듯이 만물이 여름에 성장하고 변화한다는 하화(夏火)와 여름의 불은 전혀 판이하다. 글자대로 풀이하는 오행이 얼마나 터무니 없는 엉터리요 가짜인가를 생생하게 느낄 수 있다.

토(土)의 진리

인간을 비롯한 만물은 성년이 되면 짝을 이루고 부부가 되어서 서로 사랑하고 의지하며 새로운 생명을 잉태하고 출생한다. 남성인 양은 플러스(+)라하고 여성인 음은 마이너스(-)라고 한다. 양(+)과 음(-)이 하나로 화합하는 모습을 토(土)라고 한다. 토(土)는 성년이 된 암수가 한쌍의 부부로 화합하는 현상이다. 남성과 여성이 결혼하면 아내와 남편으로서 불가분의 부부가 되듯이 토(土)는 음과 양이 불가분의 하나로 뭉치고 음양의 화합에 의해서 발생하고 성장하듯이 이 세상 모든 것은 토(土)에서 발생하고 성장한다. 음양을 떠나선 생명은 발생하거나 존재할 수 없듯이 토(土)는 지하수와 태양열을 화합시켜서 생명을 창조하는 매개체요 산파로서 음과 양은 토(土)를 통해서 생명을 창조하고 발생하며 양육하고 번창한다. 토(土)를 떠나선 아무것도 할 수 없는 것이 음과양이요 삼라만상이다.

만물은 여름에 성장한다. 만물이 성년이 되는 것은 늦여름이다. 이를 장하(長夏)라 한다. 장하는 춘하추동(春夏秋冬)의 중간

시점이다. 일년사시(四時)의 중심이자 음양의 중화역활을 함으로서 중앙토(中央土)라고 한다. 이는 지구의 중앙에 위치한다는 뜻이 아니고 음과 양의 중앙(中央)에 위치함으로서 음과 양을 화합시키는 중화작용을 한다는 뜻이다. 지구는 전체가 흙더미이듯이 토의 천하다. 동서남북 모두가 토(土)로 가득차있다. 지구 전체가 토(土)인데 중앙만이 토라고 할 수는 없다. 점술가들은 중앙토(土)를 글자대로 풀이해서 중앙의 땅이라고 한다. 음과 양을 중화시키는 토(土)와 중앙의 땅은 판이하듯이 음과 양이 화합하는 토(土)의 진리와 흙이요 땅이라는 글자풀이는 전혀 다르다. 과학자들은 푸라스(+)와 마이너스(-)란 용어가 마치 서양에서도 입된것처럼 말하지만 토(土)의 어원에서 밝힌 것처럼 플러스(+)와 마이너스(-)는 음과 양을 상징하는 동양특유의 용어임을 쉽게 이해할 수 있다. 양을 상징하는 푸라스와 음을 상징하는 마이너스가 하나로 화합하는게 바로 토(土)의 문자인 것이다.

금(金)의 진리

아침에 동방에서 떠오른 태양은 하루의 일과를 마치면 저녁에 서방의 땅으로 거두어지듯이 저문다 이를 서방금(西方金)이라고 한다. 봄에 발생한 만물은 가을이면 성숙하고 결실(結實)해서 거두어진다. 이를 추금(秋金)이라고 한다. 태양을 비롯 만물이 하늘높이 성장하고 번창했다가 다시금 땅으로 거두어 지는 것을 금(金)이라고 한다. 태양은 언제나 서방에서 거두어 지듯이 만물은 가을에 거두어진다. 인생도 늙고 병들면 땅으로 거두어진다. 해는 땅에서 떠올랐다가 다시금 땅으로 거두어 드려지듯이 만물은 땅에서 태어나서 힘차게 자라난 다음 땅으로 거두어진다. 인생 또한 땅과 더불어 한평생 살다가 마침내 땅으로 거두어 진다. 태양은 아침이면 다시금 동방에서 떠오르듯이 만물은 봄이면 다시금 새싹으로 부활하지만 인생은 한번 땅으로 거두어지면 영원히 부활할 수 없다. 금(金)은 종결이 아니고 결실이다. 열매는 다시 금 새로운 생명으로 태어난다.

　발생과 수렴(收斂)을 거듭하는 것이 금(金)의 진리다. 금(金)의 주체는 태양과 만물이다. 인생은 한번 거두어지면 다시금 소생할 수 없음으로서 금(金)의 주체가 될 수 없다. 금(金)은 성숙과 결실에 의한 일시적인 수렴과정이다. 점술가들은 금(金)을 글자대로 쇠라 풀이하고 통용한다. 서방금(西方金)은 서방의 쇠라고 풀이하듯이 추금(秋金)은 가을의 쇠라고 풀이한다.

　쇠는 동서남북 어디에나 있듯이 춘하추동 언제나 있다. 성숙하고 결실해서 거두어 드린다는 금(金)의 진리와 쇠라는 글자풀이는 판이하듯이 서방으로 태양을 거두어 드리는 서방금(西方金)과 서방의 쇠는 전혀 다르다. 하물며 가을에 만물을 거두어 드리는 추금(秋金)과 가을의 쇠는 아주 딴 판이다.　과연 어느 것이 오행의 진리이고 가짜이겠는가?

수(水)의 진리

　저녁에 서방으로 거두어진 태양은 지구아래로 갈무리된다. 태양이 갈무리되면 지구상은 캄캄한 밤이된다. 밤이면 태양이 북방(北方)에 위치한다. 태양이 북방으로 갈무리되는 것을 북방수(北方水)라고 한다. 겨울이면 태양열이 무기력함으로서 땅이 온통 추위에 휩싸이고 꽁꽁 얼어 붙는다. 연약한 벌레와 생물들은 기겁을 하고 땅속으로 숨어 들고 갈무리된다. 겨울에 추위를 피해서 땅속으로 숨어들고 갈무리되는 것을 동수(冬水)라고 한다. 나무목(木)은 지구상에 그 무엇이 처음으로 나타남을 상징하는데 반해서 물수(水)는 지평선위에 나타난 모든 것이 지하로 갈무리됨으로서 지구상에 아무것도 없음을 상징한다.

태양도 없고 빛도 없고 열기도 없고 생기도 없는 암흑과 추위와 살기만이 가득차있는 죽음의 세계가 바로 수(水)의 진상이다 밤이면 도둑이 설치고 무장한 강도와 병사가 판을 친다.

이를 현무(玄武)라고 한다. 북방과 수(水)와 밤을 상징하는 대명사다. 옛날 이왕조(李王朝)시대에 장안에 사대문(四大門) 중 유독 북대문(北大門)만을 세우지 않은 것은 현무(玄武)를 두려워했기 때문이다. 인생은 죽어지면 땅속으로 갈무리된다. 태양과 벌레들은 잠시동안 갈무리되었다가 다시 금 나타나지만 인생은 한번 갈무리되면 영원히 사라진다. 수(水)는 영원한 죽음이 아니고 잠시동안의 갈무리다. 영면(永眠)이 아니고 동면(冬眠)인 것이다.

점술가들은 수(水)를 글자대로 물이라고 풀이하듯이 북방수(北方水)는 북방의 물이요 동수(冬水)는 겨울의 물이라고 풀이한다. 태양과 만물이 지하로 갈무리되는 수(水)와 물과는 판이하듯이 태양이 북방의 지하에 갈무리되는 북방수(北方水)와 북방의 물은 전혀다르다. 하물며 만물이 겨울동안 갈무리되는 동수(冬水)와 겨울의 물은 아주 딴판이다. 과연 어느것이 진리이겠는가?

상생(相生)의 원리

　전기(電氣)는 양전자(陽電子)와 음전자(陰電子)가 화합함으로서 불이 들어온다. 양전자는 양(陽)이요 음전자는 음(陰)이다. 음과 양은 합치면 살아있는 생명체가 되고 빛이되며 에너지를 발생하는데 반해서 갈라서면 모든 것이 무너지고 망하며 사라진다. 음과 양은 불가분의 공동체로서 서로 의지하고 상부상조하며 공생(共生)한다. 서로 사랑하고 의지하며 같이 사는 것을 상생(相生)이라고 한다. 인간의 경우 음은 육신이요 양은 정신으로서 불가분의 공존(共存)을 하고 있다. 육신이 없으면 정신은 존재할 수 없듯이 정신이 없으면 육신은 산송장으로서 살아남을수 없다. 육신을 얻은 정신은 살고 정신을 얻은 육신은 살 수 있듯이 음을 얻은 양은 생기가 있고 양을 얻은 음은 생명이 있다. 합치면 살고 갈라서면 죽는것이 음과 양의 존재법칙이다.
　오행중 목(木)은 발생하고 화(火)는 성장한다. 발생은 밖으로 나타나는 것이요 성장은 밖으로 힘차게 확산하는 것이다. 안에서 밖으로 나타나고 자라나는 것은 모습을 드러내고 확대하는것으로서 양(陽)이라 한다. 금(金)은 거두고 수(水)는 갈무리한다. 하늘에서 땅으로 거두고 땅 밑으로 갈무리하는 것은 모습을 밖에서 안으로 감추고 숨기는 것으로서 음(陰)이라 한다.
　양(陽)은 표면화하고 동적(動的)인데 반해서 음(陰)은 이면화하고 정적(靜的)이다. 양(陽)은 남성(男性)이고 음(陰)은 여성(女性)이다. 목(木)은 어린 남성으로서 소양(少陽)에 속하고 화(火)

는 장성한 남성으로서 왕양(旺陽)에 속한다. 소양은 총각이요 왕양은 노총각이다. 금(金)은 어린 여성으로서 소음(少陰)에 속하고 수(水)는 장성한 여성으로서 왕음(旺陰)에 속한다. 소음은 처녀이고 왕음은 노처녀이다. 인간은 윤리도덕이 있다지만 질서와 체통이 없다. 늙은이가 젊은이와 결혼을 하는 것이 비일비재하다. 음과 양은 질서와 체통이 엄격하다. 총각은 처녀와 짝을 이루듯이 노총각은 노처녀와 결혼한다. 노총각은 처녀를 사랑하거나 넘볼 수 없듯이 노처녀는 총각을 절대로 사랑하거나 짝을 이룰수가 없다. 처녀와 총각은 천생연분이듯이 노총각은 노처녀와 천생연분이다. 처녀와 총각이 만나면 지남철처럼 끌어당기고 하나가 되듯이 노처녀와 노총각이 만나면 뜨거운 애정이 폭발하듯 서로 껴안고 짝을 이룬다. 음과 양이 한쌍의 부부로서 서로 사랑하고 의지하며 같이 사는 것을 상생(相生) 이라 했다.

처녀와 총각인 금(金)과 목(木)은 천생연분으로서 결혼을 하고 상생을 하듯이 노처녀와 노총각인 수(水)와 화(火)는 천생배필로서 짝을 이루고 상생을 한다. 중국의 점술과 의술에선 오행을 글자대로 풀이하듯이 상생상극 또한 글자대로 풀이한다. 금(金)은 쇠요 목(木)은 나무로서 만나면 싸운다. 나무는 쇠를 만나면 꼼짝없이 당하고 패함으로서 망한다. 이를 금극목(金剋木)이라고 한다. 물과 불이 만나면 어찌되는 가 불은 물앞에 꼼짝을 못하고 굴복을 한다. 물을 만난 불은 고양이 앞의 생쥐처럼 그대로 먹히고 망한다. 이를 수극화(水剋火)라고 한다. 글자대로 풀이하면 이는 너무나 당연하고 절대적이다. 하지만 오행의 진리는 글자풀이 오행이 터무니 없는 가짜이듯이 상생상극 역시 허무맹랑한 가짜임을 생생하게 밝혀냈다. 금(金)과 목(木)은 쇠와 나무가 아닌 음과 양이요 처녀와 총각사이로서 천생연분이듯이 수(水)와 화(火)는 물과 불이 아닌 음과 양이요 노처녀와 노총각사이로서 하늘이 맺어준 한쌍의 부부다. 아릿다운 처녀와 총각 사이를 쇠와 나무라고 단정하고 불구대천의 원수로 판단하면 어찌되는가? 정열이 넘치는 노처녀와 노총각 사이를 물과 불이라 단정하고 천하의 원수로 판단하면 어찌되는가?

  이는 착각이나 오판이 아니고 정신병자의 잠꼬대요 넋두리다. 음과 양이 어떻게 대립하고 반목하며 싸우고 적대시할 수 있는가? 처녀와 총각이 어찌 쇠와 나무가 될 수 있는가?

상극(相剋)

　목(木)은 양이요 화(火) 역시 양이다. 금(金)은 음(陰)이요 수(水) 역시 음이다. 음과 양은 상생하지만 음과음 양과양은 남성대남성이요 여성대여성으로서 서로 사랑하고 의지하며 짝을 이룰 수가 없다. 양전자와 양전자는 서로 대립하고 반목하며 배격하듯이 음과음 양과양은 서로 싫어하고 미워하며 대립하고 반목한다. 처녀와 노처녀는 한 남성이 나타나면 서로 시기하고 질투하며 경쟁하고 다툰다. 한치의 양보도 있을 수 없듯이 언제나 적대관계다. 총각과 노총각의 경우도 마찬가지다. 한 여성이 나타나면 서로 차지하려고 대립하고 경쟁을 하며 적대시한다.
　실력대결을 능사로하고 사생결단도 서슴치않는다. 이는 천생연분이 아니고 불구대천의 적대관계 다. 중국점술과 의술에선 나무(木)와 불(火)사이와 쇠(金)와 물(水)사이를 상생이라고 한다. 나무에서 불이 생하고 금에서 물이 생하다는 뜻이다. 상생이란 서로 생해주고 같이 산다는 뜻이다. 나무에서 불이 생할수는 있으나 불에서 나무가 생할수는 없다. 쇠에서 물이 생할수는 없듯이 물에서 쇠가 생할수는 더더욱 없다. 양과 양이 상생하고 음과음이 상생한다는 것은 터무니 없는 억지다. 처녀와 노처녀 사이를 쇠와 물이라 하고 총각과 노총각 사이를 나무와 불이라고 단정해서 상생이라고 판단하는 것은 너무나 어처구니가 없는 착각이요 오판이 아니겠는가. 이는 무엇이 음이고 양이며 오행인지를 전혀 모르고 횡설수설하는 잠꼬대와 다를 바 없다. 진리위주의 오행과 글자풀이 오행이 판이하듯이 진리위주의 상생상극과 글자풀이 상생상극은 전혀 정반대다.

　진짜 상생은 상극이라하고 진짜 상극은 상생이라하면 어찌되는가. 중국점술과 의술은 상생상극을 위주로 인간만사와 만병을 판단하다. 상생이면 되고 상극이면 않되며 상생이면 길(吉)하고 상극이면 흉(凶)하듯이 상생이면 무병하고 상극이면 발병하며 상생이면 살아나고 상극이면 살아날 수가 없다. 진짜 상생은 상극이라하고 진짜 상극은 상생이라 판단하면 그 점술과 의술은 과연 어찌되겠는가? 되는 것은 않된다하고 길한 것은 흉하다고 판단하듯이 않되는 것은 된다하고 흉한 것은 길하다고 점을치면 어찌되겠느냐 말이다. 병이 없는 사람은 있다하고 병이 있는 사람은 없다고 하며 고칠 수 있는 사람은 죽는다하고 죽을 사람은 고칠 수 있다고 판단하면 어찌되겠느냐 말이다. 중국점술이 왜 오판과 실수가 많은가는 자명하듯이 중국의술이 왜 오진과 실수가 많은가 역시 자명하다.

운기(運氣)의 조화(造化)

　음양오행은 물질이 아닌 무형의 기질(氣質)로서 우주공간에 가득차 있으며 한순간도 쉬지않고 운행(運行)하고 작용(作用)하고 있다. 음양오행은 일정한 율법에 의해서 질서정연하게 운행하고 있다. 운행하는 음양오행의 성분(成分)과 능력을 운기(運氣)라고 한다. 양(陽)의 운기는 발생과 성장을 주도(主導)하고 음의 운기는 거두고 갈무리하는 것을 주도하듯이 목(木)의 운기는 성장과 변화를 촉진하며 토(土)의 운기는 음과 양의 화합을 촉진하고 금(金)은 성숙과 거두는 것을 촉진하며 수(水)는 갈무리하는 것을 촉진한다. 낮에는 양의 운기가 왕성하고 밤이면 음의 운기가 왕성하다 목(木)의 운기가 왕성하면 만물이 발생하는 봄의 절기(節氣)가 형성되듯이 화(火)의 운기가 왕성하면 성장하고 번창하는 여름의 계절(季節)이 형성되고 토(土)의 운기가 왕성하면 음과 양이 짝을 짓는 장하(長夏)의 절기가 형성되며 금(金)의 운기가 왕성하면 만물이 성숙하고 결실을 이루어서 거두는 가을의 계절이 나타나고 수(水)의 운기가 왕성하면 땅이 얼고 만물을 갈무리하는 겨울철이 나타난다. 춘하추동(春夏秋冬)은 오행의 운기에 의해서 형성되듯이 이 세상 모든 것은 하나같이 운기에 의해서 창조되고 발생하며 성장하고 변화하며 화합하고 성숙하며 거두고 갈무리된다. 이를 운기의 조화(造化)라고 한다. 운기의 대표적 작품은 생명이다. 생명은 음양오행의 운기가 집대성(集大成)한 창조물이다. 생명을 가진 생물중에 대표적 작품은 인간이다. 인간은 음양오행의 운기를 주성분(主成分)으로 창.

조되고 탄생한다. 이제 음양오행의 운기로 창조된 인간의 이모저모를 구체적으로 분석하고 살펴보기로하자.

인간의 창조와 설계도(設計圖)

　인간의 육신은 안으로 거두고 갈무리하는 음(陰)의 운기로 형성되고 정신은 밖으로 나타나고 발생하는 양(陽)의 운기로 형성되었다. 육신은 형체가 있는 물질이고 정신은 형체가 없는 기질(氣質)이다. 물질은 뭉치고 형체화하는데 반해서 기질은 발산하고 공간화 한다. 물질은 물질을 먹고 살 듯이 기질은 공기(空氣)를 먹고산다. 육신은 물질을 영양분으로 섭취한다. 영양을 제대로 섭취 못하면 굶주리고 허기져서 죽는다.
　정신은 기질을 영양분으로 섭취한다. 숨을 제대로 쉬지 않으면 질식해서 답답하고 마침내 숨을 거둔다. 육신은 빵만 있으면 살 수 있지만 정신은 자유가 있어야 살 수 있다. 육신은 정적(靜的)이고 정신은 동적(動的)이다. 음과 양은 불가분의 동일체이듯이 육신과 정신은 불가분의 하나다. 뭉치면 살고 갈라서면 죽는다.

　인체(人體)를 형성하고 유지하는 장기(臟器)를 오장육부(五臟六腑))라고 한다. 오장육부를 형성한 주성분(主成分)은 오행이다.
　목(木)은 간장(肝臟)과 쓸개(膽)를 형성하듯이 화(火)는 심장(心臟)과 소장(小腸)을 형성하고 토(土)는 비장(脾臟)과 위(胃)를 형성하며 금(金)은 허파(肺臟)와 대장(大腸)을 형성하고 수(水)는 콩팥(腎臟)과 방광(膀胱)을 형성하였다. 오장육부는 오행의 운기로 형성되었기 때문에 그 기능(器能)과 작용(作用)은 오행의 성능(性能)을 그대로 나타낸다.

간(肝)과 쓸개(膽)

　목(木)의 운기로 형성된 간과 쓸개는 그 기능과 작용이 목의 본성(本性)을 그대로 나타낸다. 목(木)은 발생과 시작을 주도(主導)하듯이 간(肝)은 혈액(血液)의 발생과 공급을 전담하고 쓸개는 음식물을 소화시키는 담즙(膽汁)의 발생과 공급을 전담한다.
　인간이 잠을 자는 동안은 모든 혈액이 간으로 갈무리된다. 인간은 눈을뜨면서 하루의 일과가 시작된다. 눈을 뜨는 순간 간은 혈액을 방출하고 공급하기 시작한다. 혈액의 성분은 간의 성분과 정비례한다. 간이 왕성하면 혈액이 왕성하고 간이 허약하면 혈액이 허약하다. 간의 성분은 목(木)의 성분과 정비례한다. 타고난 목(木)의 운기가 왕성하면 간이 왕성하고 목(木)의 운기가 허약하면 간이 허약하다.

　인간이 먹고사는 영양분은 음식물에서 섭취한다. 음식물을 소화시키는 소화제(消化劑)는 쓸개에서 공급하는 담즙이다. 담즙은 음식물의 소화를 촉진하고 주도한다. 음식물은 위(胃)에 저장되었다가 십이지장(十二指腸)을 통해서 소장(小腸)으로 이송된다.
　쓸개는 위(胃)에서 음식물을 십이지장으로 이송하는 순간 때를 같이해서 담즙을 방출한다. 음식물은 담즙에 의해서 소장으로 무사히 이송되고 소장에선 담즙에 의해서 음식물을 분해하고 소화시킨다. 담즙이 왕성하면 소화작용이 왕성하고 담즙이 부족하고 허약하면 소화작용이 부실하고 허약하다. 목(木)은 발생과 시작을 주도하듯이 목(木)의 장부인 간과 쓸개는 혈액과 담즙의 발생과 공급의 시작을 주도한다.

심장(心臟)과 소장(小腸)

화(火)의 운기로 형성된 심장과 소장은 화(火)의 본성(本性)을 그대로 나타낸다. 화(火)는 성장과 변화를 주도한다. 심장은 정맥혈(靜脈血)인 간혈(肝血)과 허파(肺)의 산소(酸素)인 기(氣)를 화합시켜서 동맥혈(動脈血)로 변화시킨다음 전신에 공급하는 작용과 역할을 전담한다. 허파는 오행상 금(金)에 속하고 산소와 기(氣)를 생산공급하듯이 간은 오행상 목(木)에 속하고 혈액을 생산공급한다. 기(氣)는 양(陽)이요 혈(血)은 음(陰)이다. 음과양은 서로 의지하고 공생하는 불가분의 부부이듯이 기와혈은 서로 의지하고 상생하는 불가분의 천생배필이다. 혈(血)은 산소를 얻어야만 숨을쉬고 살 수 있듯이 산소인 기(氣는)는 혈을 얻어야만 움직이고 살 수 있다. 혈은 산소가 부족하거나 허약하면 숨을 쉴 수 없는 동시에 꼼작을 할 수 없고 마짐내 질식해 죽는다. 기(氣)를 얻은 혈은 숨을 쉬고 활발하게 순환할 수 있는데 반해서 기(氣)를 얻지못한 혈은 전기(電氣)를 잃은 기계처럼 그대로 멈추고 마비가 된다. 피가 멈추고 상하며 변질하는 어혈(瘀血)과 상혈(傷血)내지 사혈(死血)은 하나같이 기(氣)부족에서 발생하는 병의 양상이요 증(證)이다. 이를 다스릴 수 있는 것은 기(氣)를 보완하는 것 뿐이다. 기(氣)를 생산공급하면 질식상태인 혈을 다시 회생해서 숨을 쉬고 순환할 수 있으며 기(氣)부족에서발생한 어혈등은 씻은 듯이 사라지고 정상화한다.

산소는 대기권에서 공짜로 얻는게 아니다. 인체에서 생산된 혈기를 통해서 생산된다. 음식물에서 섭취하는 정기(精氣)를 곡기(穀氣)라 한다. 가슴부위에 갈무리 된 곡기를 종기(宗氣)라고 한다. 허파는 종기를 방출함으로서 대기권으로부터 산소를 섭취할 수 있다. 산소는 종기와 정비례해서 얻는다. 이는 돈을 주고 상품을 사들이는것과 똑같다. 돈이 없으면 상품을 구할수 없듯이 종기가 없으면 산소는 섭취할 수 없다. 종기가 왕성하면 산소를 쉽게 구할 수 있는데 반해서 종기가 부족하면 산소를 구하기가 힘들다. 산소가 부족하면 숨이 가쁘고 차며 답답하다. 산소가 부족한 것은 산소를 구입하는 종기가 부족함 때문이다. 종기는 정기(正氣)라하고 혈기(血氣)라하며 곡기(穀氣)하고 원기(原氣)라 하는데 그 모든 것은 간혈에서 생산공급된다.

  간혈이 왕성하면 허파의 기(氣)를 왕성하게 얻을 수 있듯이 혈기가 다함께 왕성한데 반해서 간혈이 부족하면 기(氣)의 생산도 부족함으로서 혈기가 다함께 허약해진다. 외형상으로 코를 통해서 숨을 쉬는 것 같지만 사실은 혈기를 통해서 숨을 쉰다.

  혈기가 부족하면 숨을 제대로 쉴 수 없는 동시에 숨이차고 가빠지며 혈기가 떨어지면 마침내 산소의 생산이 불가능함으로서 질식하고 숨을 거둔다.

  간혈과 허파의 기(氣)는 서로 의지하고 상부상조하는 한쌍의 부부이듯이 간혈인 목(木)과 허파의 기(氣)인 금(金)은 한순간도 떨어질 수 없는 불가분의 상생관계다. 금(金)과 목(木)이 상생한다는 것은 오행의 이치보다도 오장육부의 생리(生理)에서 보다 구체적이고 생생하게 실감할 수 있다. 혈과 기는 서로 의지하고 상생함으로서 서로 왕성해야만 건전할 수 있다. 혈이 부족하면 산소가 굶주리고 허기짐으로서 무기력해지듯이 산소가 부족하면 혈이 숨을 쉬지 못함으로서 갖가지 병이 발생한다. 혈이 100이고 기가 50이면 혈은 왕성하고 기가 허약하다고 판단한다. 하지만 이는 혈과 기의 생리를 모르고 하는 추상적 판단이다. 혈을 얻지못한 기는 존재할 수 없듯이 기를 얻지 못한 혈은 살아남을 수가 없다. 혈이 100이고 기가 50이면 숨을 쉴 수 있는 혈은 50뿐임으로서 나머지 50은 숨을 쉴 수 없어서 질식해 버린다. 100의 혈이 살아서 작용하려면 빨리 기를 100으로 보완해야 한다.
 산소가 100으로 늘어나면 100의 혈이 모두 숨을 쉴 수 있음으로서 회생하고 순환할 수 있다. 허파와 간은 한쌍의 수레바퀴와 같다. 수레는 양쪽이 같은 상태에서만 전진할 수 있다. 허파는 간이 왕해야 성하듯이 간은 허파가 왕해야 성(盛)할 수 있다. 간이 허약하면 허파도 허약해지듯이 허파가 허약하면 간도 덩달아서 허약해진다. 건전한 간은 건전한 허파에서만이 지탱할 수 있다.

 소장(小腸)은 음식물을 분해하고 소화하는 작용을 전담한다. 음식물을 분해하고 소화하는 원동력은 담즙이다. 담즙이 왕성하면 소화가 잘 되고 담즙이 부족하면 소화가 부진하다. 음식물을 소화하면 진액(津液)으로 변한다. 음식물을 진액으로 변화시키는 화기(化氣)가 바로 화(火)요 화기에 의해서 진액을 생산하는 장기(臟器)가 바고 소장(小腸)이다. 소장과 담즙이 왕성하면 음식물의 소화가 왕성하고 진액의 생산이 정상인데 반해서 소장과 담즙이 허약하면 음식물의 소화가 어렵고 진액의 생산이 비정상이다. 소장과 담즙이 극도로 허약하면 먹은 음식물이 그대로 배설된다. 이를 손설(飧泄)이라고 한다. 소장이 왕성하냐 허약하냐는 타고난 화(火)의 운기가 왕하냐 약하냐에 의해서 판단된다. 타고난 화의 운기가 허약하면 화의 장부인 심장과 소장이 선천적으로 허약하듯이 타고난 화의 운기가 왕성하면 화의장부는 태어나면서 왕성하고 건전하다. 심장이 간혈을 동맥혈로 만드는 것은 인체의 원동력인 에너지를 생산하는 작용이듯이 소장이 음식물을 진행으로 만드는 것은 에너지의 근원인 혈기를 생산하는 작용이다. 간혈과 음식물은 물질에 속한다. 물질을 인체가 먹고사는 에너지로 만드는 변화작용을 주도하는 것이 심장과 소장의 본분이요 역할이다.

허파(肺)와 대장(大腸)

　허파와 대장은 금(金)의 장부다. 금(金)은 거두는 것을 전담하듯이 허파와 대장은 거두어드리는 작용을 전담한다. 허파는 대기에서 산소를 거두어 드리는 기의 생산을 전담한다. 허파는 코를 통해서 숨을 쉰다. 대기에서 산소를 섭취하려면 인체에서 생산된 혈기인 종기(宗氣)를 지불해야 한다. 종기와 산소를 교환하는 무역의 통로요 시장이 곧 코다. 허파가 왕성하면 산소의 생산이 왕성하고 허파가 허약하면 산소의 생산이 부진하고 부실하다. 허파가 왕성하냐 허약하냐는 타고난 금(金)의 운기가 왕성하냐 허약하냐에 달려있다. 금(金)의 운기가 왕성하면 허파의 기능이 왕성하고 반대로 허약하면 허파의 기능 역시 허약하다. 허파는 대기에서 섭취한 산소를 갈무리하는 동시에 심장이 필요한만큼 공급한다. 심장에 공급된 산소는 간에서 공급된 혈액과 화합하여 동맥혈이 되고 전신에 공급된다. 동맥혈은 허파의 기와 간 혈이 한쌍의 부부가 됨으로서 형성된다. 간혈을 에너지화하는 것은 허파의 기다. 기는 쉴새없이 움직이고 소모된다. 기가 탕진되면 동맥혈(動脈血)은 정맥혈(靜脈血)로 변하고 심장에 다시 돌아가서 허파의 기를 얻어야만 동맥혈로 부활할 수 있다. 허파의 기와 간의 혈은 불가분의 상생관계로서 한순간도 떨어질 수 가 없다. 합치면 살고 헤어지면 죽는다.

　허파는 대기에서 산소인 기를 거두어 갈무리하듯이 대장(大腸)은 소장(小腸)에서 생산된 진액(津液)에서 곡기(穀氣)인 정기(精氣)를 거두어 갈무리한다. 화(火)의 장부인 소장은 뜨거운 열기로서 음식물을 분해하고 진액화하는데 반해서 금(金)의 장부인 대장은 선선한 수기(水氣)로서 진액에서 정기(精氣)를 거두어 갈무리한다. 대장이 왕성하면 진액을 완벽하게 정기화(精氣化)하는데 반해서 대장이 허약하면 진액에서 정기를 거두는 작용이 부실함으로서 진액을 그대로 방출한다. 대장의 허약으로 애써 생산한 진액을 그대로 배설하는 것은 설사(泄瀉)라고 한다. 대장이 허약하면 정기(精氣)를 거두지 못함으로서 혈기 생산이 불가능하다. 대장이 왕성하냐 허약하냐는 타고난 금(金)의 운기가 왕하냐 허하냐에 달려있다. 금(金)의 운기가 허약하면 태어나면서 허파와 대장의 기능이 허약하고 대기와 곡기를 거두어드리는 생산작용이 부실하다. 대기는 자연의 기(氣)요 곡기는 인공(人工)의 기(氣)다. 인체의 원동력인 정기(正氣)는 대기와 공기에 의해서 형성된다. 정기가 왕성하면 체력이 왕성하고 정기가 허약하면 체력이 허약하고 갖가지 병이 발생한다.

콩팥(腎臟)과 방광(膀胱)

 수(水)의 운기로 형성된 콩팥과 방광은 수(水)의 오행작용처럼 갈무리하는 장기(臟器)로서의 작용을 한다. 콩팥은 소장과 대장에 의해서 생산된 정력(精力)을 갈무리한다. 콩팥은 두 개로 나누어져 있다. 좌측에는 정력인 신수(腎水)가 갈무리되었고 우측에는 기름인 정력을 연소시켜 에너지를 생산하는 명문화(命門火)가 갈무리 되어있다. 신수는 차디찬 얼음덩이와 같고 명문화는 전력을 생산하는 용광로 내지 발전소와 같다. 신수는 음에 속하고 명문화는 양에 속한다. 음과 양이 화합하여 인체가 먹고 사는 혈기를 생산하는 공장이 콩팥이다. 발전소는 기름을 연소해서 전력을 생산하듯이 명문화(命門火)는 정력을 연소해서 에너지를 생산공급한다. 신수와 명문화는 음과 양으로서 상생한다. 신수가 왕성하면 명문화도 왕성하듯이 신수가 허약하면 명문화도 허약하다. 그와같이 명문화가 왕성하면 신수도 왕성하고 명문화가 허약하면 신수도 허약하다. 신수가 떨어지면 명문화는 기름없는 발전소처럼 멈추고 꺼지듯이 명문화가 멈추고 꺼지면 정력인 신수는 무용지물이 된다. 콩팥이 에너지 생산을 멈추면 혈기의 공급이 중단됨으로서 혈기에 의지하는 인체와 생명은 숨을 거둔다. 이는 전력의 생산공급이 중단됨으로서 모든 기계가 정지되고 폐물화되는것과 같다.

 콩팥은 인체의 원동력인 정력을 갈무리하듯이 방광(膀胱)은 인체에서 배설되는 오줌(尿)을 갈무리한다. 오줌은 인체에서 방출되는 폐수(廢水)와 같다. 소변(小便)은 방광에 의해서 갈무리되고 여과되어서 배설된다. 방광이 왕성하면 소변이 시원하고 순조로운데 반해서 방광이 허약하면 소변의 갈무리와 여과작용이 부실해서 이뇨(利尿)가 힘들고 어려우며 갖가지 병이 발생한다. 방광이 왕성하냐 허약하냐는 타고난 수(水)의 운기와 정비례한다. 수(水)의 운기가 왕성하면 방광이 왕성하고 반대로 수(水)의 운기가 허약하면 방광이 허약하다. 쓸개를 비롯 소장과 대장은 육부(六腑)로서 혈기를 생산하는 수단과 작용을 한다. 방광은 같은 육부에 속한다. 과연 방광은 어떠한 생산작용을 하는가? 방광은 대장에서 생산된 정기(精氣)를 얼음덩이처럼 단단하게 고체화(固體化)하는 작용을 한다. 신수는 물이 아니고 차디찬 얼음덩이다. 이를 한수(寒水)라 하고 고정(固精)이라고 한다. 정력을 얼음덩이로 고체화하는 작업은 방광이 도맡아한다. 방광은 얼음을 만드는 한부(寒腑)로서 대장에서 보내온 정력을 꽁꽁얼리고 고체화해서 콩팥으로 보내는 작용을 한다. 소장은 음식물을 액체화하고 대장은 진액을 정력화하듯이 방광은 정력을 고체화해서 에너지원으로 완성한다. 육부는 하나같이 에너지를 생산하는 수단과 작용을 하고 오장(五臟)은 육부에 의해서 생산된 혈기를 갈무리하는 수단과 작용을 한다. 인체는 오장육부에 의해서 필요한 혈기를 생산하고 자급자족한다. 오장육부가 왕성하면 혈기생산이 왕성함으로서 체력이 왕성한데 반해서 오장육부가 허약하면 혈기 생산이 허약함으로서 체력이 허약해지고 백병이 발생한다. 어느 장부가 왕성하고 허약한가는 타고난 오행의 운기에 의해서 판단할 수 있다.

비장(脾臟)과 위(胃)

토(土)의 오행에 속하는 장부가 비와 위다. 금수목화(金水木火)의 장부는 저마다 생산수단으로서의 생산성이 있고 갈무리하는 것이 분명하다. 목(木)의 오장인 간장은 혈액을 갈무리하고 화(火)의 오장인 심장은 동맥혈을 갈무리하며 금(金)의 오장인 허파는 산소인 기(氣)를 갈무리하고 수(水)의 오장인 콩팥은 정(精)을 갈무리하고 있다. 목(木)의 육부인 쓸개는 담즙(膽汁)을 생산공급하고 화(火)의 육부인 소장은 음식물을 소화해서 진액을 생산공급하며 금(金)의 육부인 대장은 진액에서 신수(腎水)인 정(精)을 생산공급하고 수(水)의 육부인 방광은 정을 고체화하고 소변을 여과하는 작용을 한다. 같은 장부이지만 토(土)의 장부인 비와 위는 생산하는 것이 없고 갈무리하는 것도 없다. 위(胃)는 음식물을 갈무리해서 위액으로 반죽을 하는 것이 고작이고 비는 아무것도 갈무리하는게 없다. 하는일도 없고 나타나는 업적도 뚜렷하지 않지만 비와 위는 오장육부의 핵심을 이룬다. 그 이유는 무엇인가? 오장육부가 혈기를 생산하는 과정은 농사꾼이 오곡백과를 생산하는 과정과 전혀 똑 같다. 농경을 하려면 땅이 있어야하고 농수(農水)와 태양열과 인력과 자금이 있어야 한다. 농수는 수(水)에 속하고 태양열은 화(火)에 속하며 인력은 목(木)에 속하고 자금은 금(金)에 속하며 땅은 토(土)에 속한다. 경작을 하려면 오행이 필수조건이다. 어느것 하나만 없어도 경작은 불가능하다. 오행중에서 가장 기본적이고 핵심적인 것은 땅이다. 땅이 비옥하면 풍작을 이루는데 반해서 땅이 각박하면 흉작을 이룬다. 오곡백과는 땅의 에너지를 섭취함으로서 형성된다. 땅의 에너지는 토(土)의 운기다 통의 운기가 왕성하면 땅이 비옥하고 경작이 풍작을 이루는데 반해서 토의 운기가 허약하면 땅이 각박하고 경작이 흉작을 이룬다. 땅 그 자체는 아무런 조화를 부릴 수 없지만 경작을 하는덴 필수적이면서 가장 큰 몫을 한다. 그것은 토의 장부인 비와 위도 마찬가지다.

 비와 위는 혈기 생산에 직접 관여는 하지 않지만 혈기를 생산하는 에너지의 근원이자 원동력 작용을 하고 있다. 땅이 비옥해야 경작이 풍요롭듯이 비와 위가 왕성해야만 혈기 생산이 풍요하다. 땅이 허약하면 경작이 어렵듯이 비와 위가 허약하면 혈기 생산은 어렵고 부실하다. 인삼(人蔘)을 오래 재배하면 땅기운을 탕진함으로서 아무것도 경작할 수 없듯이 비와 위의 운기가 탕진되면 혈기생산이 불가능함으로서 생명을 유지할 수 없다. 풍작을 하려면 땅의 비배관리(肥培管理)를 잘해야하듯이 혈기생산을 정상화하고 장수하려면 비와 위의 건강관리를 철저히 해야한다. 그것은 비와 위를 편안하게 보살피는 것이다. 과음과식은 비와 위를 과로케하고 허약화하는 근본이듯이 굶주리고 허기지는 것 역시 비와 위를 허약화하는 요인이 된다.

 땅이 비옥하면 세세년년 풍작을 이루듯이 비와 위가 건전하면 혈기생산이 왕성함으로서 무병하고 장수할 수 있다. 금수목화(金水木火)는 음과 양이 분명하고 상생관계로 상부상조하고 있지만 토(土)는 음과 양을 겸하고 있다. 음과 양이 화합하면 생명이 자생(自生)하듯이 땅에서는 만물이 자생한다. 땅은 지하수와 태양열을 중화(中和)시킴으로서 생명을 창조하듯이 비와 위는 오장육부의 음과 양을 중화시킴으로서 혈기생산을 촉진하고 있다. 비와 위가 왕성하면 혈기가 왕성하고 장수하는데 반해서 비와 위가 허약하면 혈기가 허약하고 단명한다. 비와 위가 왕성하냐 허약하냐는 타고난 토(土)의 운기가 왕하냐 허약하냐에 달려있다.

천명(天命)과 운명(運命)

인간이 타고난 음양오행의 운기를 구체적으로 문자화한 것을 천명이라하고 사주(四柱)라고 한다. 사주는 태어난 해의 운기를 비롯 달의 운기와 날의 운기 그리고 시각의 운기를 음양오행으로 분류해서 밝혀준다. 음양오행을 문자화하는 것을 십간(十干) 십이지(十二支)라고 한다. 십간의 갑을(甲乙)은 목(木)이요 병정(丙丁)은 화(火)이며 무기(戊己)는 토(土)요 경신(庚辛)은 금(金)이며 임계(壬癸)는 수(水)다. 십이지(十二支)의 인묘(寅卯)는 목(木)이요 사오(巳午)는 화(火)이며 신유(申酉)는 금(金)이요 해자(亥子)는 수(水)이고 진술축미(辰戌丑未)는 토(土)다.

사주는 타고난 운기를 한눈으로 관찰할 수 있는 명세서(明細書)요 청사진이다. 삼라만상은 운기에 의해서 형성되듯이 인간의 형상 역시 타고난 운기에 의해서 형성된다. 형상이 저마다 다른 것은 타고난 운기가 저마다 다르기 때문이다. 해는 같지만 달이 다르면 운기가 다르듯이 형상이 다르다. 해와 달이 같지만 날이 다르면 운기가 다르듯이 형상이 다르고 해와 달과 날이 같지만 시각이 다르면 운기가 다르듯이 형상이 다르다. 같은해 같은달 같은날 같은시각에 태어나면 쌍둥이라고 한다. 쌍둥이는 타고난 운기가 같듯이 형상도 같다. 운기중에 가장 왕성한 주기(主氣)는 절기를 나타내는 달의 운기다. 입춘(立春)부터 3개월은 봄의 절기이고 입하(立夏)부터 3개월은 여름절기이며 입추(立秋)부터 3개월은 가을절기이고 입동(立冬)부터 3개월은 겨울절기다.

운기는 절기를 형성하고 절기는 삼라만상을 형성한다. 봄이되면 만물이 발생하고 여름이 되면 만물이 성장하고 번창하며 가을이 되면 만물이 성숙하고 결실해서 거두어지고 겨울이면 만물이 추위를 피해서 갈무리된다.

생물은 운기의 작품이듯이 인물(人物) 또한 운기에 의해서 형성되는 작품이다. 음양오행이 고루 균형을 이루고 조화가 잘 된 사주의 주인공은 인물이 걸작으로 탁월한데 반해서 음양오행의 운기가 불균형하고 편중되어서 불화(不和)상태이면 형성된 인물 역시 편고(偏枯)하고 졸열(拙劣)하다. 운기의 기본은 음양이다. 음과 양이 상생관계이면 성공작이고 음과 음 양과 양이 상극관계이면 실패작이다. 성공작은 만사형통이고 부귀영화를 누리는 행운아인데 반해서 실패작은 만사불성이고 빈천한 불운아다.
선천적으로 타고난 운기를 선천운이라고 한다. 운기는 쉴새없이 운행하고 변화하듯이 타고난 운기는 세월따라 변화하는 후천운(後天運)에 의해서 변화가 무상하다. 겨울태생이 남방운(南方運)을 만나면 음양이 조화되어서 만사형통하듯이 여름태생이 북방운(北方運)을 만나면 음양이 중화되어서 만사형통한다. 천명이 세월의 운기에 따라서 변화하는 것을 운명(運命)이라고 한다.
천명은 타고난 운기로 형성되는데 반해서 운명은 선천운과 후천운의 합작에 의해서 형성된다. 인물과 인격과 천성과 능력과 적성(適性)은 천명에서 이뤄지지만 흥망성쇠와 부귀빈천을 비롯 인간만사는 운명에서 이뤄진다. 선천운인 천명과 후천운인 운명은 전혀 다르지만 원칙과 율법은 전혀 같다. 음과 양이 상생하고 중화를 이루면 성공작으로서 소원을 성취하고 음과 음 양과 양이 상극하고 불화상태이면 실패작으로서 파란만장한 것이다.

무엇이 음이고 양인가는 분명하듯이 무엇이 왕하고 허한지는 수학적으로 분석됨으로서 천명과 운명이 상생관계냐 상극관계냐 중화냐 불화냐는 한눈으로 판단할 수 있다.

사주의 기본은 음양오행과 상생상극이다. 인간만사는 음양오행과 상생상극의 조화다. 음양오행과 상생상극의 진리를 알면 천명과 운명은 일사천리로 분석하고 판단할 수 있다. 음양이 상생하고 중화되면 만사형통이고 소원성취하는데 반해서 음과 양이 서로 상극하고 불화상태이면 만사불성이고 파란만장한 것이다. 음양오행과 상생상극을 비롯 천명과 운명을 최초로 개발한 것은 중국이다. 수천년의 역사를 가진 중국사주가 오판과 실수가 허다한 것은 처음부터 진리가 아닌 글자풀이 가짜오행과 상생상극으로 천명과 운명을 풀이하고 통용했기 때문이다.

진리의 오행과 글자풀이 오행은 전혀 판이하듯이 진리의 상생상극과 글자풀이 상생상극은 정반대다. 만물이 발생하고 성장하며 거두고 갈무리하는 오행을 글자대로 나무다 불이다 쇠다 물이다 풀이하는가하면 상생은 상극이라하고 상극은 상생이라해서 되는 것은 않된다하고 않되는 것은 된다고 판단하면 어찌되겠는가. 글자풀이 음양오행과 상생상극의 원리로는 천명과 운명을 비롯 인간만사를 판단할 수 없게 되자 음양오행과는 전혀 무관한 귀신타령과 격국(格局) 타령을 개발해서 점을치고 운세를 판단하기 시작했다. 음양은 생명을 창조하는 조물주로서 생명과 형체가 있다. 귀신과 격국은 생명과 형체가 없다. 사주의 주최는 생명과 형체가 있는 인간이다.

음양오행으로 창조되고 생명과 형체가 분명한 인간의 천명과 운명을 음양이 아니고 생명과 형체가 없는 귀신과 격국으로 분석하고 판단하면 어찌되겠는가 터무니 없는 허무맹랑한 미신과 잡술로서 인간을 현혹하고 혹세무민하는 사이비 점술인 동시에 백해무익한 횡설수설로서 세인의 불신과 외면을 당할 것은 불문가지다. 점은 무엇이 되느냐 않되느냐를 판단하는 것이 기본이요 전부다. 상생이면 되고 상극이면 않되는 것이다.

가짜 상생상극으로는 바른 점을 칠수가 없다. 필연적인 오판과 실수를 합리화하고 땜질하는 술수(術數)가 바로 귀신타령과 격국타령이다. 백가지가 넘는 귀신을 나열하면 안 걸리는 게 없다. 살기가 등등한 귀신을 예방하려면 부적을 하고 살풀이를 해야 한다고 야단법석이다. 천명과 운명에는 음양오행이 있을뿐 귀신과 격국은 없다. 이는 중국점술이 조작한 터무니 없는 미신이요 잡술이며 농간이다.

중국사주의 음양오행과 상생상극이 원시적인 글자풀이로서 가짜라는 사실과 더불어 점술계에서 판을치는 귀신타령과 격국타령을 비롯 부적과 살풀이가 허무맹랑한 미신이라는 사실을 논리정연하게 파헤치고 백일하에 만천하에 공개한 것은 음양오행과 상생상극의 진리를 최초로 발견하는 동시에 음양오행 위주로 새롭게 탄생한 한국사주다. 한국사주는 오행과 상생상극의 진리를 밝혀내는 동시에 중국사주의 글자풀이 오행과 상생상극이 가짜라는 사실을 밝혀내고 귀신과 격국타령이 터무니 없는 조작된 미신이요 잡술이라는 사실을 밝혀냈다.

진리위주의 한국사주는 혹세무민하는 귀신과 격국타령을 비롯 부적과 살풀이를 뿌리째 추방하고 천명과 운명을 순수한 음양오행위주로 논리정연하게 분석하고 정확하게 판단한다. 무엇이 되느냐 않되느냐가 분명하다. 일체 묻지않고 인간만사를 원리원칙에 의해서 판단하는 동시에 글로 뚜렷이 밝혀준다. 눈치코치로 횡설수설하는 중국점술과는 하늘과 땅차이다. 진리가 없는 중국사주는 십인십색으로 저마다 학설과 주장이 다르고 구구함으로서 10년은 고사하고 평생을해도 미완성이고 오판과 실수가 허다한데 반해서 진리위주의 한국사주는 한달이면 기초과정인 입문과정과 감정과정인 전문과정을 마치고 다시 한달이면 평생운세와 일년신수등 한국사주의 최고과정인 대학과정을 완성하고 천명과 운명을 비롯 인간만사를 능통하게 분석하고 판단할 수 있다. 점술가가 아닌 천명학자로서 만인의 신망과 각광을 누릴 수 있다.

인체(人體)의 구조와 설계도(設計圖)

　천명을 구성한 것이 음양오행의 운기듯이 인체와 오장육부를 창조한 것은 음양오행의 운기다. 음은 육신을 창조하고 양(陽)은 정신을 창조하며 오행은 오장육부를 창조했다. 생명을 유지하는 것은 혈기이고 혈기를 생산하는 수단은 오장육부다. 혈기가 왕성하면 생명이 왕성하고 체력이 건전하며 병이 발생하지 않는데 반해서 혈기가 부족하면 생명이 허약하고 체력이 떨어지면서 백가지 병이 발생한다. 혈기가 왕성한 것은 혈기를 생산하는 오장육부가 왕성한 때문이요 혈기가 부족한 것은 혈기를 생산하는 오장육부가 허약하기 때문이나. 혈기가 부족한 것은 만병의 근원이자 원인이다. 병을 다스리려면 먼저 근본인 원인부터 발견해야 한다. 혈기가 부족한 까닭은 생산수단인 오장육부가 허약하기 때문이다. 어느 장부가 허약한지는 오장육부를 형성한 오행의 운기를 알아야 한다. 인체가 타고난 음양오행의 운기가 왕하고 허하며 강하고 약한지를 나타내는 것을 운기의 성분(成分)이요 비중(比重)이라고 한다.
　혈기부족에서 나타나는 병의 양상을 병증(病證)이라고 한다. 두통과 신경통을 비롯 風과 熱과 당뇨와 고혈압등은 대표적인 증이다. 동서의학이 개발한 의술은 증을 위주로 진단하고 처방하며 다스리는 것이 기본이요 전부다. 인체와 유사한 것이 나무(木)다. 나무는 물과 산소가 있어야 산다. 물은 영양분인 혈(血)이요 산소는 원동력인 기(氣)다. 나무는 물과 산소가 풍부하면 왕성하고 건전한 반면에 물이나 산소가 부족하면 허약하고 비정상이다. 나무가지와 잎파리에 나타나는 이상현상을 증이라 하듯이 인체에 나타나는 증은 지엽적인 이상현상과 같다. 물과 산소가 부족한 것은 병의 근본이요 원인이듯이 혈기가 부족한 것은 병의 근본이요 원인이다. 현대의학은 지엽적인 증은 발견할 수 있으나 근본적인 원인은 한치도 알 수 없다. 지엽은 아무리 다스려도 재생(재발)하듯이 증은 아무리 다스려도 재발한다.

만성적인 당뇨 고혈압등은 증 위주의 진단과 처방으로는 근치할 수 없다. 그이유는 간단하다. 병의 뿌리인 원인을 전혀 알 수도 없고 다스릴 수도 없기 때문이다. 혈기가 부족한 것을 허(虛)라고 한다. 혈이 부족한 것은 혈허(血虛)요 기가 부족한 것은 기허(氣虛)라고 한다. 혈허와 기허는 정반대다. 혈허냐 기허냐는 의학적으로는 판단할 수 없다. 혈기를 생산하는 오장육부의 왕쇠강약(旺衰強弱)을 판단하는 오행의 운기 성분만이 알 수 있다.

오장육부는 오행의 운기로 형성되었기 때문에 인체가 타고난 오행의 운기 성분을 알면 쉽게 판단할 수 있다. 목(木)의 운기가 허약하면 간(肝)이 허약하고 금(金)의 운기가 허약하면 허파(肺)가 허약하다 간이 허약하면 혈(血)이 부족하고 허파가 허약하면 기(氣)가 부족한 것이다. 인체가 타고난 운기를 알면 오장육부를 거울처럼 관찰할 수 있는 동시에 혈허인지 기허인지를 분명하게 판단할 수 있다. 현대의학은 과학만능을 과시하고 있다. 눈으로 보는 진단(視診)을 기구화하고 과학화함으로서 전지전능을 장담하고 있다. 하지만 만성병인 성인병(成人病)과 암(癌)을 다스리는데는 속수무책이다. 병의 근본인 원인을 전혀 알 수 없기 때문이다. 어느 장부가 허약하고 무엇이 부족한지를 알려면 타고난 운기의 성분을 알아야하는데 현대의술로서는 한치도 알 수가 없다.

현대병은 만성병이 압도적이다. 만성병을 다스리려면 근본인 원인을 알아야하고 원인을 알려면 오장육부의 왕쇠강약을 판단하는 운기의 성분을 알아야 한다. 인체를 구성한 운기를 알 수 있는 의학이나 의술은 없다. 고작 증을 분간하는 의학과 의술이 개발되었을 뿐이다. 인체를 구성한 운기를 알 수 있는 것은 과연 무엇일까? 그것은 의학이나 과학이 아니고 인간이 타고난 운기를 구체적으로 밝히는 천명(사주)이다. 천명을 창조할 조물주가 음양오행의 운기이듯이 인체를 창조한 조물주 역시 음양오행의 운기다. 천명이 타고난 음양오행의 운기와 인체가 타고난 음양오행의 운기는 전혀 똑 같다. 천명이 타고난 음양오행의 성분과 인체가 타고난 음양오행의 성분이 한치의 차이도 없이 완전일치한다는 사실을 발견한 것은 한국에서 새롭게 개발되고 탄생한 한국사주와 의학이다.

인간이 태어나면서 타고난 음양오행의 운기를 수학적으로 세밀하게 구체화한 사주는 천명과 운명을 창조한 설계도(設計圖)이자 청사진인 동시에 인체와 오장육부를 창조한 설계도이자 청사진인 것이다. 이를 천명과 운명의 설계도이자 인체 설계도라고 한다. 천명과 운명을 창조한 조물주의 설계도를 알면 천명과 운명을 거울처럼 한눈으로 분석하고 판단할 수 있듯이 인체와 장부를 창조한 조물주의 설계도를 알면 인체와 장부의 구조와 성분을 비롯 어느 장부가 왕하고 허하며 무엇이 병이고 원인인지를 완전무결하게 입체적으로 분석하고 관찰하며 판단할 수 있다. 이는 조물주만이 알 수 있는 극비의 문서다.

인체를 창조한 조물주의 극비의 설계도가 사주라는 사실을 발견한 것은 의학자도 아니요 과학자도 아니며 철학자도 아닌 무명의 음양가다. 그는 70평생을 음양연구에 몰두하면서 천명과 의학의 진리를 탐구했다. 그의 연구와 탐구는 하늘의 계시가 아니고 철저한 논리적 분석과 실험을 위주로 진행되었다.

여름태생은 천명이 화(火)의 운기가 왕성하고 수(水)의 운기가 허약하듯이 인체 또한 화(火)의 장부가 왕성하고 수(水)의 장부가 허약했고 겨울태생은 천명을 구성한 운기의 성분에서 수(水)의 운기가 단연 왕성한 반면에 화(火)의 운기가 극히 허약하듯이 인체를 구성한 운기 역시 수(水)의 운기는 극히 왕성한 반면에 화(火)의 운기는 지극히 허약한 사실을 밝혀냈다. 이러한 임상실험은 수년간 집중적으로 계속되었다. 천명을 구성한 운기로서 인체를 구성한 운기를 해부하고 관찰하며 분석하고 판단하는 임상실험은 한치의 오판이나 실수가 없이 정확정밀했다.

그가 묻는 것은 출생한 해와 달과 날과 시가 전부다. 병에 대해서는 한마디의 질문도 없이 타고난 운기만으로서 질병을 분석하고 판단한다. 환자는 보지도 않고 단지 천명만으로서 인체와 장부를 입체적으로 해부하는 동시에 진단없이 어느 장부가 허약하고 무엇이 병이며 원인인지를 논리정연하게 세밀히 밝혀준다.

병을 고치려면 진단을 받아야하고 진단은 의사만이 할 수 있으며 의사를 만나려면 병원에 가야한다. 의사가 진단할 수 있는 것은 나타난 병의 증상이 기본이요 전부다. 어느 환자는 20년간 두통으로 고생을 했다. 병원과 의사마다 두통이라고 진단하는 동시에 진통제를 계속 복용했다. 그는 여름태생이였다. 천명을 분석하고 확인한 그는 아주머니 병은 두통이 아니고 콩팥의 신수(腎水)가 허약하고 간혈(肝血)이 부족한 탓이라고 판단한다음 그에대한 구체적인 치료의 방법을 가르쳐 주었다. 고객은 난생 처음듣는 이야기였다. 의사도 아닌 사람이 어떻게 내 병을 알 수 있을까? 그를 소개한 친구가 말했다. 아무소리 말고 시키는

대로 해봐요 그는 음양가가 시키는대로 따랐다. 결과는 신기하리만큼 완치되었다. 놀라운 기적이었다. 명의는 소문이 파다하기 마련이다. 하지만 음양가는 개인상담을 일체하지 않했다. 문하생에 대한 강의를 통해서 개발한 한국사주와 의학을 열심히 전수하는 것이 유일한 일과였다. 그 문화생은 의약인이 대부분이었다. 그는 의사가 아니기 때문에 환자에 대한 직접적인 임상은 불가능했다. 문화생인 의약인을 통해서 간접적으로 임상을 할 수 밖에 없었다. 임상을 거듭할수록 그의 의술은 무르익어 갔다. 기적은 의술이 아니고 인체설계도였다.

미국은 인체설계도를 발견하기 위해서 1990년부터 15년 계획으로 30억불(億弗)을 들여서 10년째 찾고 있지만 아직도 오리무중이다. 인체설계도를 발견하면 인간의 운명과 질병의 모든 것을 알 수 있다고 장담하고 있다. 그 엄청난 돈으로도 발견할 수 없는 신비의 인체설계도가 뜻 밖에도 무명의 한국음양가에 의해서 맨주먹으로 발견된 것이다. 인체설계도의 발견은 현대의학이 고칠 수 없는 성인병과 암을 고칠수 있는 만능의안(萬能醫眼)인 동시에 만성병을 정복하는 만능의학이다. 미국은 황금으로 이를 발견하려는데 반해서 한국인은 머리로서 이를 발견했다. 조물주는 만능의학의 선구자를 부자보다도 가난뱅이를 선택했다. 미국이 이를 발견했다면 천지가 진동하리만큼 야단 법석일 것이다. 세계는 온통 인체설계도로 떠들석 할 것이다. 하지만 인체설계도는 뜻밖에도 가난한 무명의 음양가에 의해서 탄생했다. 이미 10년이 지났지만 인체설계도는 누구하나 거들떠 보지않고 있다. 대학인도 아니요 박사도 아니며 의사도 아닌 무명의 음양가에 태어난 가난뱅이처럼 천대와 학대를 받고 있는 것이다. 하지만 그것이 세계가 찾고 있는 세기적인 인체설계도인것만은 틀림없다. 이는 세계에 단 하나밖에 없는 희귀한 보석이 가난한 구멍가게에 태어난 것과 다를 바 없다. 구멍가게에 아무렇게나 처박혀있는 보석을 눈여겨 볼 사람은 없다. 그러나 세계적인 보석인 것만은 분명한 사실이다.

지금까지 천명은 점을 치는 점술로만 알려져 왔다. 글자풀이 가짜오행과 상생상극을 비롯 귀신과 격국타령으로 풀이함으로서 오판과 실수가 허다한 천명(사주)은 미신처럼 불신과 외면과 천대를 받아왔다. 그 천명을 구성한 음양오행과 상생상극의 진리를 발견하고 새롭게 탄생한 한국사주에서 개발된 한국의학이 타고난 천명으로서 질병을 분석하고 판단하며 다스리는 의술을 개발한 것은 무척 오래전이다. 사주를 구성한 오행으로 질병을 분석하고 다스리는 의학을 오상의학(五象醫學)이라 했다.

오상의학은 뜻밖에도 선풍적인 각광을 누렸다. 진단없이 인체와 장부를 해부하고 무엇이 병이고 원인인지를 밝혀내는 원리는 한국의학과 전혀 똑같다. 하지만 사주가 인체와 장부를 창조한 조물주의 설계도라는 사실은 생각조차 할 수 없었다. 진리는 위대한 개안(開眼)이었다. 장님의 눈이 활짝 열리듯이 사주가 인체설계도라는 사실을 발견한 음양가는 꿈인지 생인지를 분간 할 수 없을만큼 황홀한 발견에 한동안 어리둥절했다. 인체설계도가 틀림이 없다는 사실을 확인한 그는 미칠듯이 기뻐하고 하늘을 나를것만 같았다. 한순간 만능의학이 활짝 열였다.

성인병과 암의 원인과 정체가 선명하게 밝혀지면서 그에 대한 정복의 길이 뚜렷이 열렸다. 마치 천지개벽같은 기적이요 개안이며 대각이었다.

인체설계도는 인체를 입체적으로 해부하고 조명(照明)하며 분석하고 판단하는 만능해부기요 만능조명기며 만능분석기요 만능자동진단기요 만능자동판단기다. 인체가 어떻게 구성되고 오장육부가 어떻게 형성되며 어느 장부가 허약하고 무엇이 부족하며 병의 근원이 무엇인가를 일목요연하게 분명히 밝혀준다. 현대의학이 아무리 파헤치고 살펴도 전혀 알 수 없는 성인병과 암의 진상과 근원과 정체를 한눈으로 정확히 판단할 수 있다. 사주를 알면 인체설계도를 알 수 있는 동시에 인체와 장부와 질병의 모든 것을 완벽하게 알 수 있다. 환자를 상대하거나 진단을 할 필요가 전혀 없다. 의사가 병을 진단하려면 일정한 절차와 많은 시간이 필요하다. 인체설계도를 분석하고 판단하는덴 출생한 연월일시만 알면 되고 일사천리로 진행된다. 맥진이니 시진이니 망진이니 문진이니 하는 진단이 전혀 필요없다.

　의사가 진단할 수 있는 것은 증(證)이다. 증은 백천(百千)가지인 동시에 변화가 무상하다. 태양증(太陽證)이 소양증(少陽證)으로 변하는가하면 양명증(陽明證)으로 변하기도 한다. 여름태생은 신수(腎水)와 간혈(肝血)이 부족함으로서 풍열(風熱)이 심한데 반해서 겨울태생은 명문화(命門火)와 폐기(肺氣)가 부족함으로서 한습(寒濕)이 심하다. 양이 극하면 음이 되고 음이 극하면 양이 되듯이 품열이 극하면 한냉(寒冷)으로 변하고 한습이 극하면 풍열로 변한다. 여름태생의 환자가 오육월(五六月)에 이불을 덮고 덜덜 떨고 있으면 한증(寒證)으로 판단하는 것이 당연하듯이 겨울태생이 풍열이 심해서 엄동설하에도 이불을 싫다하고 열기를 다스려달라고 하소연하면 열증(熱證)으로 진단하는 것이 당연하다. 하지만 이는 변증(變證)으로서 잘못된 오진이다.

　변화무상한 증을 위주로 진단하고 처방하며 다스리는 증의학

(證醫學)은 오진과 약사고가 불가피한데 반해서 인체설계도에 의한 병의 분석과 판단과 처방과 치병은 한치의 오판이나 실수가 없다. 인체설계도를 위주로 개발한 의학은 한국에서 최초로 탄생한 새로운 의학으로서 한국의학이라고 한다. 의학 사상 진단없이 병을 분석하고 판단하는 것은 한국의학이 처음이듯이 오진과 약사고가 없는 의학 역시 한국의학이 처음이다. 진단은 의사라야 할 수 있고 의사는 병원에 가야 만날 수 있다.

한국의학은 진단이 필요없듯이 의사가 아니고도 누구나 할 수 있고 병원에 가지 않고도 병을 다스릴 수 있다. 의학사상 의사가 아니고도 병을 밝혀내고 병원에 가지 않고도 병을 다스릴 수 있는 것은 한국의학 뿐이다.

서양의학은 병을 진단하는 시진(視診)을 기구화하고 과학화함으로써 비약적인 발전을 거듭해왔다. 맥진(脈診) 위주의 진단에서 한치의 변화도 없는 동양의학의 대표인 중국의학을 단연 압도해서 의학계를 석권하고 있다. 서양의학의 기수인 대학병원은 일취월장(日就月將)으로 늘어나고 환자가 앞을 다투어 문전성시(門前成市)를 이루고 있다. 의학의 기구화와 과학화는 하루가 다르게 변하고 성숙해가고 있다. 하지만 그 모든 것은 증을 진단하는 수단과 방법일뿐 만병의 근원인 원인과 뿌리를 발견할 수는 없다. 만성병을 고치려면 원인과 뿌리의 발견이 필수조건이다. 원인과 뿌리를 발견하려면 증위주의 현대의학이 아닌 원인위주의 새로운 의학이 개발되어야 한다.

그것은 병이라면 무엇이든 일사천리로 밝혀낼 수 있는 만능의학이다. 만능의학은 만능자동진단기의 개발에서만 탄생할 수 있다. 인체를 자동적으로 해부하고 만병을 원인위주로 자동적으로 분석하고 판단할 수 있는 만능자동진단기는 인체설계도다. 인체설계도는 어떠한 진단기구도 비교나 경쟁이 될 수 없는 완전무결한 만능진단기다. 그 역사적인 인체설계도를 개발한 것은 의학이나 과학이 아닌 천명이다. 천명은 조물주의 창작이다.

조물주는 음양오행으로 천명을 창조하는 동시에 인체를 창조했다. 천명을 구성한 음양오행의 성분을 알면 인체를 구성한 음양오행의 성분과 더불어 조물주가 인체를 창조한 설계도를 알 수 있다. 그것은 조물주만이 알고있는 극비의 문서다.

그 설계도가 천명이라는 사실은 어느 누구도 알 수 없거니와 생각조차 할 수 없었다. 중국에서 개발된 천명은 수천년동안 점술로서 겨우 명맥을 유지해왔고 미신이다 귀신이다해서 천대와 구박을 받아왔다. 그 보잘 것 없는 천명이 현대의학이 눈을 부릅뜨고 찾고 있는 인체설계도라는 사실은 조물주만이 알고있는 세기적인 진리다. 그 진리가 한국에서 발견되고 한국의학을 창조한 것은 조물주의 지극한 은총이라하겠다.

운기(運氣)와 기질(氣質)

　인체가 타고난 음양오행의 운기를 왕쇠강약으로 분류하는 성분(成分)을 구체적으로 밝히는 원리를 기질(氣質)이라고 한다. 기질은 운기를 세분화함으로서 운기의 성분을 한눈으로 관찰할 수 있다.
　운기의 주성분은 절기이듯이 기질의 주성분은 절기다. 봄의 절기는 발생하는 목(木)의 운기가 주성분이고 여름의 절기는 성장하는 화(火)의 운기가 주성분이며 가을의 절기는 거두는 금(金)의 운기가 주성분이고 겨울의 절기는 갈무리하는 수(水)의 운기가 주성분이듯이 봄태생의 기질은 목(木)의 운기가 주성분이다. 이를 목기질(木氣質)이라고 한다. 여름태생은 화(火)의 운기가 주성분으로서 화기질(火氣質)이라하고 가을태생은 금(金)의 운기가 주성분으로서 금기질(金氣質)이라하며 겨울태생은 수(水) 운기가 왕성함으로서 수기질(水氣質)이라고 한다.
　인체설계도는 천명으로서 인체가 타고난 운기를 세밀하게 분류하듯이 기질은 천명으로서 인체가 타고난 운기를 입체적으로 분석판단하는 동시에 오장육부의 왕쇠강약을 비롯 무엇이 병이고 원인인지를 일사천리로 밝힐 수 있다. 한국의학은 천명과 인체설계도와 기질을 바탕으로 탄생함으로서 기질학(氣質學)이라고 한다.

　입춘(立春)후 출생한 봄태생의 목(木)기질은 발생하는 목(木)의 운기가 압도적으로 왕성한 반면에 거두는 금(金)의 운기가 극도로 허약하다. 목(木)은 양(陽)이고 금(金)은 음(陰)이다. 음과 양은 상생하는 한쌍의 부부로서 서로 의지하고 공존한다. 목(木)은 떠오르는 태양이요 발생하는 새싹으로서 성장하는 화(火)의 운기를 촉진하는 반면에 갈무리하는 수(水) 운기를 허약화하므로서 화(火)의 운기는 날로 강화되고 수(水)의 운기는 날로 약화된다. 목(木)은 왕하고 금(金)은 허하며 화(火)는 강하고 수(水)는 약한 것이 목기질의 운기다.

입하(立夏)후 출생한 여름태생의 화기질(火氣質)은 성장하는 화(火)의 운기가 단연 압도적으로 왕성한데 반해서 갈무리하는 수(水)의 운기는 극도로 허약하다. 화(火)는 양(陽)이요 수(水)는 음(陰)이다. 화와 수는 한쌍의 부부로서 상생한다. 서로 의지하고 공존하는 불가분의 공동체. 성장하는 화(火)의 운기는 성숙과 결실을 통해서 거두는 금(金)의 운기를 촉진하는 반면에 발생하는 목(木)의 운기를 허약화함으로서 금(金)의 운기는 날로 강화되고 목(木)의 운기는 날로 약화된다. 화(火)는 왕하고 수(水)는 허하며 금(金)은 강하고 목(木)은 약한 것이 화기질의 운기다.

입추(立秋)절기에 출생한 금(金)기질은 거두는 금(金)의 운기가 극도로 왕성한데 반해서 발생하는 목(木)의 운기가 극도로 허약하다. 금(金)과 목(木)은 불가분의 상생관계로서 서로 의지하고 공존하는 한쌍의 부부와 같다. 거두는 금(金)의 운기는 갈무리하는 수(水)의 운기를 향해서 전진함으로서 수(水)의 운기가 날로 강해지는 반면에 성장하는 화(火)의 운기를 허약화함으로서 화(火)의 운기는 날로 약해진다. 금(金)은 왕하고 목(木)은 허하며 수(水)는 강하고 화(火)는 약한 것이 금기질(金氣質)의 운기다.

입동(立冬)절기에 태어난 겨울태생의 수기질(水氣質)은 갈무리하는 수(水)의 운기가 압도적으로 왕성한 반면에 성장하는 화(火)의 운기는 설 땅이 없으리만큼 극도로 허약하다. 수(水)와 화(火)는 천생연분인 한쌍의 부부로서 상생하고 공존한다. 부부는 수레의 두바퀴처럼 균형을 이뤄야 전진할 수 있다. 어느쪽이든 한쪽이 크고 작으면 절룩거리고 전진할 수가 없다. 수레가 전진하려면 부족한 수레를 빨리 보완해야한다. 혼자서는 아무것도 할 수 없는 것이 음양의 상생법칙이다. 수기질(水氣質)은 태어나면서 수(水)의 수레는 크고 화(火)의 수레는 작음으로서 한쪽으로 기울고 절룩거리는 형국이다. 갈무리하는 수(水)의 운기는 다시 태어나고 발생하는 목(木)의 운기를 향해 전진함으로서 목(木)은 날로 강해지는 반면에 거두는 금(金)의 운기를 허약화함으로서 금(金)은 날로 약해진다. 수(水)는 왕하고 화(火)는 허하며 목(木)은 강하고 금(金)은 약한 것이 수기질(水氣質)의 운기다.

목화금수(木火金水)는 음양이 분명하듯이 운기의 왕쇠강약이 선명한데 반해서 토(土)는 음양을 겸함으로서 음과 양의 분별이 없듯이 운기의 왕쇠강약이 없음으로서 독립된 기질이 없다. 음과 양은 토(土)를 통해서 화합하고 상생함으로서 목화금수(木火金水)는 저마다 토와 불가분의 관계에 있다. 토를 얻은자는 살고 토를 잃은자는 설 땅이 없다.

토는 절기마다 보금자리처럼 나누어져 있다. 봄에는 진토(辰土)가 절기를 마무리 하듯이 여름에는 미토(未土)가 절기를 마무리하고 가을엔 술토(戌土)가 절기를 마무리하며 겨울엔 축토(丑土)가 절기를 마무리한다. 춘하추동은 목화금수의 사행(四行)으로 이뤄지듯이 인체가 타고난 운기를 왕쇠강약으로 세분화하는 기질 또한 사행(四行)으로 이뤄진다. 운기는 기질에 따라서 왕쇠강약을 달리하고 분명히 함으로서 기질을 알면 인체를 구성한 운기의 성분을 한눈으로 관찰할 수 있듯이 운기로 형성된 오장육부의 왕쇠강약을 정확히 판단할 수 있다. 기질은 운기의 성분을 분석하고 판단하는 운기의 설계도로서 이를알면 운기로 형성된 인체설계도를 거울처럼 판단할 수 있다. 인체가 어떻게 창조되고 오장육부가 어떻게 형성되었으며 어느 장부가 허약하고 무엇이 부족하며 병의 근본이 무엇인지를 일사천리로세밀하게 분석하고 판단할 수 있다. 의학사상 인체와 장부를 입체적으로 완전해부하고 무엇이 병이고 원인인지를 뚜렷이 밝혀낼 수 있는 것은 인체설계도와 기질이 처음이다. 의학이 개발한 기구와 과학은 나타난 증(證)을 위주로 부분적인 분석과 판단을 할 수 있을뿐 종합적이고 전체적이며 입체적인 분석과 판단은 불가능하다. 인체가 오행의 운기로 창조되고 오장육부가 오행의 진리에 의해서 혈기를 생산하고 있다는 사실은 생각조차 할 수 없듯이 인체를 해부하고 오장육부를 분석하며 무엇이 병이고 원인인지를 일목요연하게 밝혀주는 만능 의안(醫眼)이 인체설계도와 기질이라는 사실은 더더욱 알 길이 없다. 현대의학을 뿌리채 개조하는 인체설계도와 기질을 발견할 수 있는 최첨단의 천리안(千里眼)이 천명이라는 사실을 알면 기절초풍을 할 것이다.

점술가의 뒷골목에서 수천년동안 점을 치는 수단과 방법으로서 온갖 천대와 학대를 받아온 천명이 인체와 장부를 거울처럼 조명(照明)하고 만병을 진단없이 밝혀내고 뿌리채 다스릴 수 있는 인체설계도이자 기질의 설계도라는 사실은 천지개벽같은 놀라운 기적이 아닐 수 없다.

병(病)이란 무엇인가

　정신과 육신이 정상적이고 건전한 것을 건강이라고 한다. 인간은 건강을 유지하기 위해서 일하고 생산하며 온갖 정성을 다한다. 정신과 육신은 선천적이다. 타고난 인체가 왕성하면 건강하게 자라나고 아무탈이 없다. 타고난 인체가 허약하면 어려서부터 육신과 정신이 비정상이고 불건전하며 이상현상이 나타난다. 몸이 아프거나 불편하거나 정상이 아니다 이를 질병이라고 한다. 기계가 고장난것처럼 인체가 고장난 것이다. 자동차가 고장나면 운행이 불가능하듯이 인간에게 질병이 발생하면 정상적 활동이 불가능하다.
　질병은 갑자기 발생하는것과 장기간에 걸쳐서 발생하는 두가지가 있다. 돌발적으로 발생하는 질병은 급성병(急性病)으로서 그 원인이 증상에 구체적으로 나타난다. 화상(火傷)을 비롯 동상(凍傷)과 낙상(落傷) 교통사고와 감기(感氣)등은 대표적인 급성병이다. 독사에 물리거나 미친개에 물리고 독극물에 상한것등은 하나같이 원인이 분명하고 증에 그대로 나타남으로서 증대로 진단하고 처방하면 다스릴 수 있다. 현대의학은 급성병을 진단하고 다스리는 기구와 약품을 대량 개발함으로서 급성병에는 능소능대하다. 진단이 과학적이듯이 치병도 과학적이다. 급성병에는 만능이라할 수 있다. 하지만 당뇨와 고혈압등 만성적인 병에 대해서는 하나같이 난치불치(難治不治)로서 속수무책이다.
　당뇨는 혈당(血糖)이 비정상으로 오르고 내리는 병이다. 혈당이 오르면 인슐린으로 내리고 혈당이 내리면 포도당으로 올리는 것이 고작이다. 일시적으로 다스릴 수 있으나 근본적으로 완치할 수는 없다. 고혈압은 혈압이 정상치를 넘는것이고 저혈압은 그 반대현상인 것이다. 의학은 혈압을 일시적으로 조절할 수 있으나 근본적으로 정상화할 수는 없다.

만성병중에 가장 악성병은 암(癌)이다. 암은 일단 걸리면 치명적이다. 의학은 암세포가 멋대로 전이(轉移)하는 것을 방지하기 위해서 암이 발생한 장기(臟器)를 서둘러 수술해서 제거하지만 암을 다스릴 수는 없다. 수술하면 약속이나 한것처럼 1년을 살기가 어렵다. 병을 고친다면 건강을 되찾고 장수해야 하는데 그렇지 못한 것은 병을 제대로 다스리지 못했기 때문이다. 현대병은 성인병과 암을 위주로한 만성병이 압도적이다. 환자들은 저마다 만성병을 완치할 수 있는 의학을 원하고 있지만 현대의학으로서는 불가능한 상태다. 당뇨병의 경우 식이요법을 권하는게 고작이다. 의학으로는 어쩔수 없으니 평생 당뇨병을 앓다가 죽을 수 밖에 없다는 것이다. 만성병을 못고치는게 과연 의학이냐는 푸념과 불평이 이만저만아니지만 환자로서는 체념하고 견디어 낼 수 밖에 없다. 만일에 만성병을 완치할 수 있는 의학이 개발된다면 어찌될까? 환자들은 구세주를 만난것처럼 기뻐하고 대환영할 것이다. 의학은 병을 고치는 지식과 기술이다.

현대의학은 현대병인 만성병을 완치하는 것이 지상과제인 동시에 당연한 의무요 책임이다. 만성병이 설치고 판을치는데도 속수무책인 것은 의학의 도리가 아니다. 의학이 사명을 다하려면 무슨 수를 써서라도 만성병을 고칠 수 있는 의술을 개발해내야한다. 그 의술을 개발하기 위해선 만성병을 고칠 수 없는 이유부터 알아야 한다.

만성병은 왜 고칠 수 없는가 그이유를 알면 고칠 수 있는 방법도 알 수 있을 것이다. 만성병을 고칠 수 없는 이유는 여러가지가 있다. 가장 핵심적인 이유는 만성병의 진상과 정체와 원인을 알 수 없다는 것이다. 현대의학은 증위주의 진단과 처방과 치병이 기본이요 전부다. 불행하게도 만성병은 증위주의 진단과 처방과 치병으로는 다스릴 수가 없다.

당뇨병은 아무리 당뇨약을 투입해도 고칠수 없듯이 암은 아무리 항생제를 써도 고칠 수가 없다. 만성병은 왜 증위주의 진단과 처방과 치병으론 고칠수 없는가. 현대의학으로는 고칠 수 없는 이유가 무엇인가? 과연 만성병의 진상과 정체와 원인은 무엇인가. 인간의 힘으로는 고칠 수 없는 천형(天刑)의 질병인가?

인간은 언제까지 만성병에 쫓기고 떨면서 살아야하는가? 만성병의 굴레에서 벗어날 수 있는 의학은 정말 없는것인가. 만성병은 하루가 다르게 늘어나고 있지만 의학은 속수무책이다. 만성병은 의학의 무능을 비웃고 있다. 무적의 정복자처럼 지구상의 인류를 박해하고 위협하고 있지만 불가항력이다. 과연 인류는 이대로 당하고만 있을 것인가?

만성병의 진리와 병리(病理)

　생명과 인체는 정기(正氣)인 혈기를 먹고산다. 혈기가 왕성하면 생명과 인체가 왕성함으로서 이상현상인 병이 발생하지 않는데 반해서 혈기가 부족하면 생명과 인체가 허약함으로서 여러가지 병이 발생한다. 혈기부족을 허(虛)라고한다. 허는 만병의 근원이요 원인이다. 이는 앞서 말한바와 같다. 허가 장기화하면 만성화하고 만성화하면 만성병이 발생한다. 당뇨 고혈압등 만성적인 질병은 하나같이 혈기부족인 허의 만성화에서 발생하는 질병이다. 허는 혈기부족인 혈허(血虛)와 기부족인 기허(氣虛) 두가지가 대본(大本)이다. 만성병은 저마다 혈허만성병과 기허만성병으로 분류된다. 같은 당뇨라해도 혈허만성병과 기허만성병은 전혀다르다. 원인이 정반대이듯이 처방과 치병도 정반대다.
　만성적인 혈어병내지 기허병을 나타난 병의 양상인 증을 위주로 당뇨다 고혈압이다 진단하고 판단하는 것은 근본적으로 잘못된 오진이다. 만성적인 혈허병과 당뇨는 전혀 판이하듯이 만성적인 기허병과 고혈압은 아주 판이하다. 만성병의 증은 백천(百千)가지이지만 진짜 병은 만성적 혈허병과 기허병의 두가지다.
　만성적 혈허병을 당뇨다 고혈압이다 진단하고 처방하면 어찌되겠는가? 백약이 무효이고 백방이 무위(無爲)임은 당연하다. 만일 당뇨라는 진단이 옳다면 당뇨위주의 처방으로 능히 다스릴 수 있는게 상식이요 원칙이다. 당뇨방으로 당뇨병을 고칠 수 없다는 것은 당뇨가 아닌 것을 당뇨라고 잘 못 오진하였기 때문이다.

만성병이 당뇨나 고혈압이 아니고 만성적인 혈어병내지 기허병임을 발견하고 진실대로 진단하고 처방하면 어찌되겠는가? 허는 보완 즉 다스려진다. 혈허병은 혈을 보완하고 기허병은 기허를 보완하면 허가 충족되는 동시에 허에서 발생한 만성병은 씻은 듯이 뿌리채 다스려진다.

만성병은 혈기부족인 허가 장기간에 걸쳐서 만성화 된 질병이다. 만성적인 허를 보완하기란 쉬운게 아니다. 하지만 불가능은 아니다. 부족한 혈기를 집중적으로 계속해서 보완하면 시일은 걸리지만 마침내 완벽하게 보완됨으로서 허는 사라지고 병은 다스려진다. 병의 진상과 원인이 무엇인지를 발견하고도 만성병을 다스리려면 상당한 시일이 필요한것인데 병의 진상과 원인이 무엇인지도 모르고 단지 나타난 증상위주로 진단하고 다스리면 어찌되겠는가. 병은 분명히 만성적인 혈허병인데 진단은 당뇨와 고혈압이라해서 혈허병과는 전혀 무관한 처방을 하고 다스리면 과연 만성병을 다스릴 수 있겠는가 말이다. 만성병이 하나같이 난치불치한 것은 만성병 자체가 난치불치한게 아니라 진단과 처방자체가 잘못된 오진이요 오방(誤方)이기 때문에 고칠 수가 없는 것이다. 진짜병은 만성적 기허병인 것을 증대로 관절염이다 신경통이다 터무니 없는 오진을 하고 처방을 하니 어찌 다스릴 수 있겠는가. 중국의학인 한방은 처방이 무려 6만이 넘는다. 한가지 병에 처방이 십인십색으로 수없이 많다. 처방이란 병을 다스리는 약의 성분(成分)이다. 진단이 옳고 처방이 옳다면 병은 거뜬히 다스릴 수 있다. 처방이 한두가지가 아니고 수없이 많다는 것은 의술이 그만큼 다양하게 개발된게 아니라 병을 제대로 다스릴 수 없기 때문에 새로운 처방을 잇따라 내놓는 것이다.

이는 짐승을 사냥하는 총알과 같다. 실탄이 강력하다면 단 한 발로 거뜬히 사냥할 수 있다. 총알을 계속 발사하는 것은 총알이 부실하기 때문이다. 적중해도 쓰러지지 않는 실탄은 아무리 발사해 봤자 사냥할 수 가 없듯이 잘못된 처방은 아무리 개발하고 투약해봤자 병을 다스릴 수는 없다. 만성병은 나타난 증과는 판이하다. 만성병을 증위주로 진단하고 처방하는 것은 장님이 코끼리 다리 더듬는 격이다. 코끼리는 눈을 떠야 볼 수 있고 또 분간 할 수 있듯이 만성병은 진상과 원인을 알아야만 비로소 올바른 판단과 처방을 할 수 있다. 증진증방(證診證方)으로는 난치불치가 당연하듯이 증위주의 현대의학으로서는 만성병을 난치불치할 수 밖에 없다.

현대의학은 병의 근본을 증(證)에서 찾고 있다. 증이 곧 병의 기본이요 전부라는 것이다. 증이 당뇨면 당뇨병이라 진단하듯이 증이 고혈압이면 고혈압 병이라고 단정한다. 증은 세균과 독소 등 사악(邪惡)한 기(氣)로 가득차 있다. 한방의 경우 병은 풍한서습조화(風寒暑濕燥火)등 사악한 육음(六淫)에서 발생한다.
　사기(邪氣)가 왕성한 것을 실(實)이라하고 정기(正氣)가 부족한 것을 허(虛)라고 한다. 병과 증은 하나같이 실(實)로서 서둘러 공격하고 추방해서 밖으로 내쫓는 것이 상책이다. 병마를 몸 밖으로 추방하는 것을 사(瀉)라고 한다. 한방은 실(實)을 위주로 진단하는 동시에 사(瀉)를 위주로 처방하는 것을 진단과 처방의 대본으로 삼고 있다. 보(補)하는 것은 금기로 삼고 있다. 왜냐 보를 하면 사악한 실을 보함으로서 병이 더욱 약화된다는 것이다. 병이란 하나같이 위험천만한 도둑으로서 인정사정없이 두들겨 내쫓는 것이 치병의 대도라는 것이다.

열을 다스리는덴 청열제(淸熱劑))를 써야하고 담(痰)에는 담을 추방하는 거담제(去痰劑)를 써야한다는 것이다. 병의 증이 세균과 독소의 집단인 것은 사실이다. 사악한 기가 왕성한 실(實)인 것도 사실이다. 몸의 혈기를 닥치는대로 집어삼키는 도둑인 것도 사실이다. 하지만 병을 다스리려면 원인부터 살펴보는 것이 순리요 순서다.

 눈에 보이는 세균이나 실이나 도둑을 잡기에 앞서서 그것들이 나타나게 된 원인부터 알고 다스려야 한다. 나타난 증은 병의 지엽(枝葉)이요 나타나지 않은 원인은 병의 뿌리와 같다. 지엽은 뿌리에서 자생(自生)한다. 아무리 다스려도 재생(재발)하는데 반해서 뿌리를 다스리면 지엽은 저절로 다스려지고 재생할 수가 없다. 증을 구성하고 있는 세균과 실과 도둑은 왜 발생하고 극성을 부리는 것인다? 그 이유는 간단하다.

 정기(正氣)인 혈기가 부족하고 허약하기 때문이다. 혈기는 생명을 유지하고 몸을 지켜주는 강력한 원동력이요 보호자다. 원기가 왕성하면 적이 감히 얼씬도 할 수 없듯이 혈기가 왕성하면 세균이나 사기(邪氣)나 도둑 따위가 얼씬도 할 수 없다. 설사 나타난다해도 일격으로 일망타진할 수 있다. 하지만 혈기가 부족하고 허약하면 생명과 체력이 무기력함으로서 적이 나타나도 속수무책이다. 생명과 인체를 공격하고 좀먹으며 위협하는 세균과 사기와 도둑이 마음놓고 설치고 판을 치는가하면 아무리 다스려도 다시금 나타나서 기고만장하게 설치고 판을친다.

 만성병은 혈기부족이 만성적이고 극심한 상태다. 지칠대로 지치고 기진맥진상태다. 적과 도적이 마음놓고 쳐들어오고 극성을 부리지만 불가항력이다.

만성병의 원인이 혈기부족인 허의 만성병이라는 사실을 발견하고 부족하고 허약한 혈기를 보완하는데 집중적으로 심혈을 기울이면 어찌되겠는가. 굶주리고 허기진 상태에선 아무것도 할 수 없지만 빵을 먹으면 다시금 생기를 찾고 정상화하듯이 혈기가 탕진된 환자에게 혈기를 서둘러 공급하고 보완하면 혈기가 정상화하는 동시에 생명과 체력이 왕성하게 회복됨으로서 적과 도적을 거뜬히 물리치고 일망타진할 수 있다. 적과 도적은 눈치가 빠르다. 집주인이 허약하고 무기력하면 마음놓고 뛰어들지만 집주인이 건전하고 왕성하면 감히 얼씬도 하지 않는다.

집안에 도둑이 뛰어들면 도둑부터 내쫓는게 당연하다. 하지만 도둑이 마음놓고 잇달아 침입하고 아무리 쫓아내도 소용이 없을 경우엔 근본대책이 필요하다. 왜 도둑이 거침없이 잇다라 침입하는가. 도둑을 뿌리채 탕진하고 다시는 얼씬도 할 수 없도록 완벽하게 방지할 수 있는 방법을 강구해야한다. 그것은 도둑이 설치고 판을 치는 까닭이 무엇인가부터 발견해야 한다. 그 까닭은 주인이 허약하고 무기력하며 만만하기 때문이다. 주인이 건강을 회복하고 왕성한 체력으로 일기당천의 강력한 장사로 군림한다면 도적 따위는 감히 넘볼수 없고 얼씬도 하지 않을 것이다.

일시적인 도적은 두들겨 내쫓는게 상책이지만 만성적인 도적은 원인부터 밝혀서 근본적인 대책을 세워야 한다. 문제는 주인이 부실하고 허약하기 때문이다. 문제를 해결하려면 도적을 내쫓기보다 주인의 건강을 빨리 회복시키고 왕성한 장사로 만드는게 급선무다. 그것은 지극히 현명한 판단이였다. 서둘러 주인에게 보약을 집중적으로 투입한 결과 건강이 급속도로 회복하고 왕성한 체력으로 천하장사로 군림하자 그렇게 설치고 판을치던 도적떼들이 기절초풍을 하고 혼비백산하여 스스로 도망치고 사라져 버렸다. 그 뒤로는 다시는 도적이 얼씬도 하지 않았다.

두통이 발생하면 우선 진통제를 쓰는게 당연하다. 하지만 두통이 10년이고 20년이고 계속해서 만성적으로 재발하는 경우엔 진통제로는 다스릴 수 없다는 사실을 발견하고 근본적인 대책을 세워야 한다. 두통이 만성적인 원인과 까닭은 무엇인가. 그 원인과 까닭을 알면 근본적인 치료를 할 수 있는게 아닌가? 하지만 증위주의 현대의학으로서는 만성병의 원인과 까닭을 전혀 알 수가 없다. 의학이 할 수 있는 것은 나타난 병의 양상인 증을 위주로 진단하고 다스리게 고작이다. 만성병은 저마다 나타나지 않은 뿌리가 있고 원인과 까닭이 있다. 그 뿌리는 증으로는 진단하거나 발견할 수가 없다. 인체를 창조한 조물주의 설계도인 인체설계도를 발견할 수가 없다. 인체설계도는 음양오행의 성분으로 구성되어 있다. 음양오행의 성분은 타고난 천명에 의해서만이 발견할 수 있다. 현대의학은 천명을 전혀모른다.

천명을 모르는 의학이 인체설계도를 발견할 수는 없다. 천명은 인체설계도를 발견하고 관찰할 수 있는 유일한 눈이요 빛이며 천리안이다. 의학은 인체설계도를 발견하지 못하는 한 만성병의 원인과 까닭을 알 수 없듯이 만성병을 다스릴 수는 없다. 만성병을 다스리는덴 인체설계도가 절대적 필수조건이듯이 인체설계도를 발견하는건 천명이 필수조건이다.

천명을 알면 인체설계도는 저절로 알 수 있듯이 인체설계도를 알면 만성병의 뿌리를 비롯 원인과 까닭은 저절로 알 수 있는 동시에 만성병을 뿌리채 다스릴 수 있다. 천명과 인체설계도와 만성병은 불가분의 한통속이며 같은 맥락이다.

　인체설계도는 만성병의 근본인 만성적 혈기부족을 선명하게 밝혀준다. 우선 오장육부의 왕쇠강약을 거울처럼 밝히고 어느 장부가 허약하고 무엇이 부족하며 만성적인 허가 혈인지 기인지를 뚜렷이 판단할 수 있다. 만성병의 증상은 백가지 천가지이지만 원인은 만성적인 혈허와 기허의 두가지다.

　혈허가 만성화하는 것은 영양실조가 만성화한 상태이듯이 기허가 만성화하는 것은 산소부족이 만성화함으로서 생명이 위태롭다. 인간과 가장 유사한 생물은 나무(木)다 나무는 물과 산소를 먹고산다. 물과 산소가 풍족하면 나무는 건전하게 자라난다. 물은 음(陰)이요 혈(血)이며 산소는 양(陽)이요 기(氣)다. 여름에 가뭄이 심하면 나무는 수원이 부족함으로서 지엽에 공급하는 수분이 부족해서 영양실조가 발생한다. 마침내 잎이 시들고 가지가 시들며 나무가 온통 시들어간다. 겨울이면 추위가 심하고 물이 얼면서 나무가 동상(凍傷)상태다. 잎이 시들고 가지가 시들며 나무가 온통 시들어간다. 잎이 시들고 가지가 시드는 현상을 증이라 한다.
　사람도 그와 똑같다. 혈부족이 만성화하면 인체에 별의별 병이 잇따라 발생한다. 두통이 생기고 신경통이 생기며 관절염이 생기고 불면증이 생기며 당뇨가 발생하고 고혈압이 발생하며 중풍이 발생하는등 온갖 병이 다투어 발생한다. 이는 가뭄이나 동상으로 나무의 잎과 가지가 다투어 시드는 것과 전혀 똑같다.
　의학적으로는 두통증은 두통병으로 진단하고 신경통증은 신경통 병으로 진단하고 다스린다. 두통과 신경통은 전혀 다르듯이 다스리는 처방과 방법도 판이하다. 이는 가뭄에 시드는 잎과 가지를 위주로 물을 주는것과 똑같다. 시드는 잎에 물을 주면 우선은 생기를 되찾고 회생하지만 물기가 마르면 다시금 시든다. 아무리 물을 주고 또 주어도 수분이 마르면 시들어 버린다. 만일에 뿌리에 물을 공급하면 어찌되겠는가? 수분이 뿌리를 윤택하게 회복시키면 뿌리에서 지엽으로 공급하는 수분이 왕성함으로서 백천가지의 지엽이 싱싱하게 되살아나고 건전하게 정상화한다. 인간의 병도 그와 전혀 똑같다.

겉으로 나타나는 병의 증상은 저마다 다르지만 발생하는 근원은 전혀 똑같다. 혈허가 만성화한 것은 가뭄에 물부족이 극심하고 만성화한 것이요 기허가 만성화 한 것은 추위에 기부족이 극심하고 만성화 한 것이다. 여름에 나무의 지엽이 시드는 것은 가뭄 때문이듯이 겨울에 나무의 지엽이 시드는 것은 추위 때문이다. 가뭄이 심하면 백천가지의 지엽이 시들 듯이 추위가 심하면 나무가 온통 시드는 것처럼 혈부족이 극심하고 만성화하면 인체의 모든 분야가 허약하고 온갖 병이 발생하듯이 기부족이 극심하고 만성화하면 역시 인체의 모든 분야가 허약하고 백병이 발생하는 것이다. 증을 위주로 관찰하면 병은 저마다 다르지만 근원을 위주로 관찰하면 병은 하나같이 만성적인 혈허내지 기허에서 발생하는 혈허병이요 기허병임을 쉽게 알 수 있다. 나타나는 병증은 백가지 천가지이지만 병의 뿌리는 혈허와 기허 두가지인 것이다.

가뭄에 시드는 나무의 지엽은 아무리 물을 주고 또 주어도 잇달아서 시들듯이 만성적인 혈허내지 기허로 발생한 백가지 병은 아무리 다스려도 완치가 되지 않고 재발함으로서 난치불치다.

가뭄에 시드는 나무는 지엽보다 뿌리에 물을 공급해야 한다. 뿌리의 수분이 윤택하면 지엽에 공급하는 물이 윤택함으로서 지엽은 한꺼번에 회생할 수 있음으로서 지엽에 물을 주는 수고는 더이상 필요가 없다.

그와같이 만성적인 혈허병으로 발생하는 백병은 증위주로 다스리면 아무리 다스려도 완치가 되지 않고 재발함으로서 헛수고이지만 근본인 혈허를 발견하고 집중적으로 다스리면 어찌되겠는가? 혈허는 보완 즉 다스려진다. 만성적인 혈부족은 보혈을 집중적으로 계속하면 마침내 완전보완됨으로서 혈부족이 다스려지는 동시에 혈허에서 자생(自生)한 백병은 씻은듯이 사라지고 완쾌된다. 가뭄을 다스리면 만물은 회생하듯이 만성적인 혈허내지 기허를 다스리면 만병은 뿌리채 사라지고 건전한 인체로 정상화된다. 수분이 풍족한 나무가 시들수는 없듯이 혈기가 왕성한 인체에 병이 발생할 수는 없다.

만성병이 혈기부족인 허가 만성화함으로서 발생하는 허의 만성병이라는 사실은 인체설계도를 발견한 한국의학인 기질학이 최초로 밝혀낸 것이다. 의학은 증이 기본이요 전부이듯이 만성병도 증위주로 판단하고 다스린다. 당뇨병은 당뇨가 만성화된 만성병이듯이 고혈압은 고혈압이 만성화된 만성병이라는 것이다. 혈허내지 기허의 만성병과 당뇨내지 고혈압의 만성병은 전혀 판이하다. 과연 어느것이 올바른 진단이요 잘못된 진단인가?

증위주의 진단이 진짜인가 원인위주의 진단이 진짜인가. 대답은 간단하다. 증위주의 진단이 옳다면 증위주의 처방과 치병으로 능히 완치할 수 있는게 당연하다. 만일에 증위주의 진단이 잘못된 오진이라면 증위주의 처방과 치병으론 완치할 수 없는게 당연하다. 과연 어느쪽인가 증위주의 처방과 치병으로 만성병을 고칠 수 있는것인가 없는것인가. 결론은 고칠 수 없는게 사실이다. 왜 고칠 수 없는것인가. 잘못된 오진이요 처방이기 때문이다. 만성병은 증과는 판이한 뿌리와 원인과 까닭이 있다고 했다. 그것은 혈기부족인 허의 만성병인 것이다. 나타난 병은 당뇨이고 고혈이지만 진짜 병은 혈허병과 기허병이다. 진짜 병을 알고 그에 알맞는 처방과 치병을 하면 어찌되겠는가?

만성적인 혈허병위주의 처방과 치병을 하면 만성적 혈허병은 뿌리채 완치할 수 있듯이 만성적 기허병위주의 처방과 치병을 하면 아무리 만성화된 기허병이라해도 완벽하게 다스릴 수 있다. 의학이 만성병을 난치불치하는 것은 만성병 자체가 난치불치한 게 아니고 진단과 처방과 치병자체가 잘못되었기 때문이다. 만성병을 고치려면 증위주의 진단과 처방과 치병을 하지말고 원인위주의 진단과 처방과 치병을 해야한다. 원인을 알지 못하고는 만성병을 고칠 수가 없다.

원인을 알려면 인체설계도를 발견해야하고 그러기 위해선 천명을 알아야한다. 그것은 의학적으로는 불가능하듯이 만성병은 의학적으로는 고칠 수가 없다. 이제야 만성병이 왜 난치불치한가를 분명히 알 수 있을 것이다. 현대의학으로는 만성병을 고칠 수 없는 것이 당연하다. 만성병을 고치려면 증보다 원인을 알아야 한다. 그 원인은 증과는 전혀 별개인 혈기부족의 만성화다.

만성적인 혈허병과 기허병에서 나타나는 백병이 당뇨 고혈압 등 만성병의 진상이요 정체인 것이다. 진짜 병을 알면 진짜 처방과 치병이 개발됨으로서 만성병은 완치할 수 있는게 당연하다. 그것은 증위주의 처방과 치병이 아니고 기질위주의 처방과 치병인 것이다.

기질(氣質)로 분석하는 병리(病理)

만성병의 원인이 혈허냐 기허냐를 알 수 있는 것은 타고난 음양오행의 성분을 명확하게 밝히는 기질이다. 기질은 절기를 위주로해서 네가지로 분류된다. 봄태생인 목(木)기질을 비롯 여름태생인 화(火)기질과 가을태생인 금(金)기질과 겨울태생인 수(水)기질이다. 기질을 알면 오장육부의 왕쇠강약을 비롯 어느 장부가 허약하고 무엇이 부족하며 만성병의 원인이 무엇인지를 구체적으로 판단할 수 있다. 의학이 개발한 기구와 과학은 인체를 부분적으로 해부하고 관찰할 수 있지만 전체적이고 입체적으로 해부하거나 관찰할 수 없는데 반해서 기질은 해부하지 않고도 인체의 모든 것을 총체적이고 입체적으로 관찰하고 분석하는 동시에 진단없이 무엇이 병이고 원인인지를 세밀하고 뚜렷이 판단할 수 있는 만능의안(醫眼)이다. 이제 기질의주로 인체구조와 장부의 왕쇠강약을 분석하는 동시에 만성병의 원인을 소상하게 밝혀보도록 하자.

목(木)기질의 장부와 병리

입춘(立春)의 절기가 시작되는 시각을 입절(入節)이라고 한다. 양력으로는 2월 4일이 아니면 5일에 입절하는데 반해서 음력으로는 빠르면 12월 15일에 입절하고 늦으면 1월 15일에 입절함으로서 백세력(百歲曆)을 보지 않고는 알 수가 없다. 봄의 절기는 입춘부터 시작되듯이 목(木)의 기질은 입춘부터 입하(立夏)전 사이에 태어난 사람의 천부적인 음양오행의 운기성분이다. 목기질은 태어나면서 발생하는 목(木)의 운기가 압도적으로 왕성한 반면에 목(木)과 상생하는 금(金)의 운기는 지극히 허약하다.

화(火)의 운기는 날로 늘어나서 강하고 수(水)의 운기는 날로 쇠퇴해서 약하다. 목(木)은 봄의 절기를 형성하는 주기(主氣)로서 만물을 발생시키는 운기작용을 함으로서 생기(生氣)라고 한다. 목(木)은 양(陽)이지만 이제 막 나타나는 새싹처럼 어린 양이다. 나무목(木)은 지상의 한가닥과 지하의 세가닥으로 구성되어있다. 지상의 한가닥은 양(陽)을 상징하고 지하의 세가닥은 음(陰)을 상징한다. 음과 양의 비중이 3대 1로서 음이 압도적으로 왕하다. 봄은 따스하지만 지하엔 차가운 수분이 가득차 있다. 얼었던 땅이 녹으면 수분이 되고 수분이 태양열에 증발되면 습기(濕氣)가 발생한다. 습기는 기의 소통을 둔화시키고 약화시키는 작용을 한다. 만물이 발생하려면 왕성한 생기가 대량 수요되고 소모된다. 목(木)의 생기는 어리고 약하다. 해동에서 발생하는 습기는 왕성함으로서 목(木)의 생기는 지기를 펼 수가 없다.

기는 금(金)의 장부인 허파에서 발생하고 주관한다. 목(木)기질의 성분에서 금(金)의 운기가 지극히 허약한 까닭은 허파에서 발생하는 생기가 어리고 연약한데다 생기를 깔아뭉개는 습기가 왕성하기 때문이다. 목(木)의 장부인 간(肝)은 혈(血)을 주관한다. 목(木)과 금(金)은 서로 의지하고 공생하는 상생관계이듯이 혈과 기는 불가분의 상생관계다. 혈은 산소인 기를 얻어야만 숨을 쉬고 움직일수 있듯이 기는 영양분인 혈을 얻어야만 활력있게 움직일 수 있다.

기를 얻은 혈은 살고 왕성한데 반해서 기를 잃은 혈은 어혈(瘀血)이 되고 사혈(死血)이 되어서 꼼작을 할 수가 없듯이 혈을 얻은 기는 살고 왕성한데 반해서 혈을 얻지못한 기는 굶주리고 허기진 사람처럼 탈진하고 무기력해서 꼼작을 할 수가 없다.

　운기상으론 간혈이 압도적으로 왕성하지만 폐기(肺氣)가 허약함으로서 간혈의 작용은 의외로 허약할 수 밖에 없다. 혈기가 허약하면 만병이 발생한다. 봄태생의 목(木)기질은 선천적으로 금(金)의 운기가 허약한 동시에 허파의 기가 허약함으로서 생명의 원동력인 혈기가 조화를 잃고 원만한 공급을 하지못함으로서 부족과 허가 발생하고 백병이 자생하는 것이다.

　목(木)기질에서 발생하는 병은 무엇이든간에 만성병은 하나같이 기부족이 원인이요 뿌리인 것이다. 선천적으로 타고난 산소의 기가 부족하고 허약함으로서 왕성한 간혈을 비롯 오장육부가 숨을 제대로 쉬지못하고 정상적인 작용을 하지 못함으로서 백병이 발생하는 것이다. 나타나는 병증은 가지가지이지만 그 원인과 까닭은 한결같이 기부족이다. 기부족이 만성화함으로서 백병이 만성화하고 고질화하는 것이다. 이를 만성적 기허병이라고 한다.

　목(木)기질의 기허병은 선천적인 기질병이듯이 만성병 역시 선천적인 기질병이다. 기허가 만성화하고 극심하면 혈허 또한 만성적이고 극심하다. 운기상으로는 혈은 왕성하고 기는 허약하지만 혈과 기는 상생관계로 정비례함으로서 기가 허하면 혈도 허하고 혈이 허하면 기도 허하다. 혈이 왕하고 기가 허하면 무엇이 허한지를 쉽게 알 수 있지만 혈과 기가 똑같이 허약하면 무엇이 허한지를 분간할 수 없다. 이를 분간할 수 있는 것은 기질 뿐이다. 기질을 알면 무엇이 허하고 원인인지를 한눈으로 관찰함으로서 정확한 판단을 할 수 있다. 만성병은 혈기부족이 만성적이지만 목기질은 기부족이 원인으로서 기를 보완하는게 치병의 대본이다. 기를 보완하고 왕성화하면 혈도 왕성화함으로서 만성적인 혈기부족은 완전히 회복되는 동시에 그에서 자생한 백병은 송두리째 다스릴 수 있다.

의학은 반드시 환자를 상대해야하고 진단을 함으로서 병을 알 수 있는 동시에 증을 위주로 판단한다. 병은 증에 따라서 이름을 달리하듯이 처방과 치병도 달리한다. 병이 열가지면 처방도 열가지이고 치병하는 방법도 열가지다. 기질은 환자를 상대하지 않는다. 진단도 하지 않고 단지 타고난 천명만으로서 기질을 분석하고 기질에 따라서 어느 장부가 허약하고 무엇이 병이며 원인인지를 일사천리로 밝혀준다. 목기질(木氣質)환자는 병이 무엇이든 만성적 기허병으로 판단하고 기를 보완하는 기질방(氣質方)으로 백병을 다스린다. 의학과는 너무나 판이한 병 분석과 처방에 환자는 어리둥절하고 의안한 눈으로 반신반의한다. 의사는 환자에게 일일이 물어가지고 진단을 하는데 기질은 한마디 문진도 없이 단지 타고난 사주만으로서 증이야 무엇이든 아랑곳 하지않고 당신의 병은 만성적인 기부족이 원이니 기를 보하는 기질처방을 위주로 약을 복용하면 반드시 완치할 수 있다고 하니 도무지 이해가 되지 않는다.

흡사 신이 들린 무당박수의 점처럼 신기하면서 미신이 아닌가 고개를 갸우뚱거린다. 하지만 기질학자의 태도는 단호하고 엄숙하다. 왜 기가 부족하고 만병이 발생하며 만성화했는가의 원인과 까닭을 논리정연하게 설명함으로서 비로소 기질학이 현대의학과는 전혀 다른 새로운 의학임을 이해할 수 있다. 거울처럼 소상하게 밝혀주는 것이다. 여태까지 많은 의사를 상대했지만 자신이 어려서부터 호흡기관과 대장(大腸)이 허약하다는 사실을 밝혀준 것은 기질학자가 처음이다. 환자는 그제서야 기질학이 만능의학임을 새삼 느끼고 기질방을 간청한다. 수십가지 처방으로도 난치불치한 수많은 만성병을 단한가지 처방으로 완치할 수 있다니 얼마나 신기하고 신통하며 놀라운 처방인가?

봄태생의 기질방은 기를 집중적으로 대량 보완하는 것이다. 생기를 생산공급하는 보기제(補氣劑)를 집대성한 기질방은 허약한 생기를 대량 보완하고 왕성화 함으로서 인체에 생기가 충만하고 만발한다. 기가 왕성하면 혈도 왕성함으로서 혈기가 정상화되는 동시에 혈기 부족의 만성화로 인한 백병은 뿌리채 사라진다. 설치고 판을치던 습기도 말끔히 다스려짐으로서 목(木)기질의 병인(病因)이자 병리(病理)인 만성적 기부족과 만성적 습은 완벽하게 근치될 수 있다. 습(濕)을 다스리는 백가지 처방으로도 다스릴 수 없는 만성적인 습을 단한가지 처방으로 완치할 수 있는 것은 만성적 습의 원인이자 뿌리인 기부족을 다스리는게 근본적인 선행조건이기 때문이다. 만성적인 기부족에서 발생한 만성적인 습은 만성적 기부족과 불가분의 상생관계로서 기부족이 존재하는 한 공존하듯이 기부족이 사리지면 동시에 공멸함으로서 다시는 재발하지 않는다. 뿌리를 두고 지엽만을 다스리면 재생(재발)하지만 뿌리를 다스리면 지엽은 저절로 다스려지기 마련이다. 지엽은 백번 다스려도 난치불치이지만 뿌리를 다스리면 단 한번으로 완치할 수 있는 것이다.

증위주로 진단하고 다스리는 의학은 하나같이 지엽위주의 치병인데 반해서 원인위주로 병을 밝혀내고 다스리는 기질학은 뿌리위주의 치병이다. 만성병의 원인을 발견하고 백가지 증을 뿌리위주의 한가지 처방으로 말끔히 다스릴 수 있는 것은 의학사상 기질방이 처음이다. 밖으로 나타나고 만발한 백천가지의 증(지엽)을 없애기 위해서 온갖 처방을 하고 투약을 하면서 씨름하고 싸우는 의학과 나타나지 않은 뿌리(원인)를 찾아서 송두리째 뽑아 없에는 기질학은 하늘과 땅차이로서 비교나 경쟁이 될 수 가 없다. 백천가지의 증(지엽)을 다스리기 위해선 백천가지의 처방과 약을 개발하고도 난치불치인데 반해서 혈허와 기허의 두가지 원인(뿌리)을 다스리는덴 두가지 처방과 약만으로서 능소능대하게 완치하고 근치할 수 있다.

화(火)기질의 장부와 병리

입하(立夏)이후 입추(立秋)이전에 출생한 사람은 화(火)기질에 속한다. 여름엔 화(火)의 운기가 가장 왕성한 반면에 수(水)의 운기는 가장 허약하다. 금(金)의 운기는 날로 강화되는데 반해서 목(木)의 운기는 날로 쇠약하고 약화된다. 오행으로 형성되는 오장육부는 운기의 왕쇠강약과 정비례한다. 화(火)의 장부인 심장(心臟)과 명문화(命門火) 그리고 소장(小腸)은 왕성한데 반해서 수(水)의 장부인 콩팥(腎)과 방광(膀胱)은 지극히 허약하다. 금(金)의 장부인 허파(肺)와 대장(大腸)은 강하고 목(木)의 장부인 간(肝)과 쓸개(膽)는 약하다. 화(火)의 운기는 왜 왕성하고 수(水)의 운기는 왜 허약한가. 여름이면 화(火)의 원동력인 태양열이 지극히 왕성하고 강열한데 반해서 수(水)의 근원인 지하수는 무성하게 성장하는 만물이 대량 소비하는 동시에 뜨거운 태양열에 대량 증발됨으로서 극도로 부족하고 허약한 것이다. 화(火)는 불꽃이고 수(水)는 기름이다. 불꽃이 왕성하면 기름은 대량 소모됨으로서 크게 감소된다. 의학에선 신수(腎水)를 정(精)이라 하고 심장화(心臟火)를 신(神)이라 한다. 정과 신은 불가분의 상생 관계로서 서로 의지하고 공존한다. 정(精)은 정력(精力)이요 신(神)은 신기(神氣)라고 한다. 정력과 신기는 정비례한다. 정력이 왕하면 신기도 왕하고 정력이 허하면 신기도 허한다. 신수(腎水)는 지하수와 같고 심화(心火)는 지상화(地上火)와 같다.

나무는 지하수에 의지하듯이 인체는 신수에 의지한다. 나무는 지하수와 정비례한다. 지하수가 왕성하면 나무도 왕성하고 지하수가 허약하면 나무도 허약하다. 그와같이 인체는 신수와 정비례한다. 신수가 왕하면 인체도 왕하고 신수가 허하면 인체도 허하다. 지하수가 떨어지면 나무는 고사(枯死)하듯이 신수가 고갈되면 인체는 숨을 거둔다. 인체가 먹고사는 혈기는 하나같이 신수에서 생산되고 공급된다. 여름태생은 태어나면서부터 신수가 허약하다. 신수의 소모가 크고 빠르기 때문이다. 신수가 부족하고 허약하면 혈기를 생산하는 정(精)이 부족하고 허약함으로서 간혈(肝血)도 부족하고 허약하다.

지하수가 부족하면 나무의 지엽이 생기를 잃고 시들 듯이 신수가 부족하면 인체의 모든 기능이 생기를 잃고 허약해지는 동시에 여러 가지 병이 발생한다. 병의 증상은 다양하지만 병의 원인은 하나같이 신수부족이다 신수부족이 만성화하면 여러 가지 만성병이 발생한다. 당뇨 고혈압등 병은 저마다 다르지만 뿌리는 전혀 똑같다. 의학은 증을 위주로 진단하고 다스리지만 만성병은 하나같이 난치불치다. 백약이 무효이고 백방(百方)이 무위(無爲)다. 이유는 간단하다. 만병의 근원인 신수부족을 다스리지 않고는 그에서 자생한 지엽적인 병증은 다스릴 수 없기 때문이다. 의학은 나타난 증상은 분간할 수 있으나 원인에 대해선 한치도 알 수 없다. 당뇨면 당뇨병이라고 진단하고 다스리는게 치병의 대본이다. 당뇨의 원인이 무엇인가는 생각조차할 수 없다. 여름태생의 만성병은 무엇이든 그 근원은 신수부족의 만성화라는 사실을 상상조차 할 수 없다. 여름태생의 만성병을 다스리는덴 신수부족부터 서둘러 보완해야 한다. 비록 만성적인 신수부족이지만 신수를 생산공급하는 처방과 약을 집중적으로 개발해서 보완을 하면 마침내 충족(充足)되고 정상화됨으로서 만성적 허는 완벽하게 다스려지는 동시에 그에서 자생한 백병은 씻은 듯이 사라진다.

증진증방(證診證方)으로선 불가능하고 속수무책이며 난치불치한 만성병을 기질방은 뿌리채 근치할 수 있는 것이다. 한가지 병증만 완치해도 대서특필할 기적인데 수많은 병증을 한꺼번에 몽땅 다스린다면 어찌되겠는가. 세계적인 신의학으로서 야단법석이고 세계적인 각광을 누릴 것이다. 하지만 기질학과 기질방은 아무런 반응도 각광도 없다. 누구하나 거들떠 보지도 않는다.

무명의 음양가에서 태어난 천애의 고아처럼 외면을 당하고 천대와 푸대접을 받으면서 외롭게 연구와 개발에 몰두하고 있는 것이다. 봄이되면 할미꽃도 만발하듯이 때가되면 기질학도 꽃을 피울 것이다. 기질학은 운기가 기본이다.

운기는 운을 형성한다. 운기는 질서가 정연하듯이 운은 차례가 있다. 과연 기질학은 언제쯤 봄이 올것인가? 언제쯤 꽃이 필 것인가? 그것은 전혀 알 길이 없다. 하지만 봄을 향해서 전진하고 있는 것은 분명하듯이 봄이 오고 있는것만은 분명한 사실이다.

金기질의 장부와 병리

입추(立秋)이후 입동(立冬)이전 사이에 태어난 사람은 금기질(金氣質)을 타고난다. 가을은 성숙하고 결실해서 거두는 금(金)의 운기가 천지에 가득할 만큼 왕성한데 반해서 새롭게 발생하는 목(木)의 운기는 지극히 허약하다. 거두는 태양과 만물을 갈무리하는 수(水)의 운기는 날로 강화되는데 반해서 저무는 태양처럼 쇠퇴일로에 있는 화(火)의 운기는 날로 약화된다. 음양오행의 운기로 형성되는 오장육부의 성분 역시 똑같다. 산소의 기를 거두고 갈무리하는 허파는 지극히 왕성한데 반해서 혈(血)을 공급하고 갈무리하는 간(肝)은 지극히 허약하다.

수(水)의 운기는 강화되지만 수(水)의 장부인 신수(腎水)는 극도로 허약하다. 왜냐 여름내 뜨거운 태양열에 증발되고 무성한 생물이 대량 섭취함으로서 지하수가 고갈되다시피 콩팥의 신수(腎水)는 바닥이 드러날 만큼 허약해진다.

신수(腎水)가 지하수라면 간혈은 나무의 진액과 같다. 신수와 간혈이 지극히 부족하고 허약한 것은 지하수와 나무의 진액이 매마른것과 전혀 똑같다. 물과 진액을 먹고 사는 나무가 물과 진액이 매마르면 시들 수 밖에 없다. 가을이면 단풍이 지고 나뭇잎이 시드는 것은 지하수와 진액이 탕진상태이기 때문이다. 물이 마른 가을땅은 건조하다. 이를 조금(燥金)이라고 한다.

건조한 쇠가 아니고 건조한 가을의 땅을 의미한다. 인체는 자연의 일부다 대자연이 건조하면 인체도 건조하다. 가을태생의 금기질은 태어나면서 콩팥과 간혈이 부족하고 허약하다. 신수와 심화(心火)는 상생관계로 공존하듯이 허파의 기와 간의 혈은 불가분의 상생관계다. 혈과 기는 정비례한다. 기가 왕하면 혈도 왕하고 기가 허하면 혈도 허하듯이 혈이 왕하면 기도 왕하고 혈이 허하면 기도 허하다. 금기질은 혈이 허함으로서 비록 기는 왕성하지만 혈을 얻지 못한 기는 아무런 작용도 할 수 없음으로 기 역시 허약한 상태다. 혈기가 부족하고 허약하면 백병이 자생한다. 혈과 기는 생명의 활력소이자 원동력인 근원이다.

  근원이 허약하면 인체의 모든 기능이 허약해진다. 가을태생의 금기질이 봄태생인 목기질이나 여름태생인 화기질에 비해서 만성병이 많고 심한 것은 혈기부족이 극심하기 때문이다. 금지질의 병은 다양하다. 성인병도 많고 암도 많다. 병의 증상은 다양하지만 가을태생의 만성병은 하나같이 신수와 간혈부족의 만성화 때문에 발생하는 수허(水虛)와 혈허(血虛)의 만성병이다.

  봄태생은 허파의 기부족이 원인이고 여름태생은 콩팥의 신수부족이 원인인데 반해서 가을태생은 간혈과 신수가 동시에 부족함으로서 발생하는 만성병이다. 이를 다스리려면 간혈과 더불어 신수를 동시에 보완해야 한다. 왜냐하면 신수와 간혈은 모자(母子)지간이기 때문이다. 신수와 간혈은 불가분의 상생관계로서 정비례한다. 신수는 간혈을 생산공급하는 원천이요 모체다.

  신수가 왕하면 간혈도 왕하고 신수가 허하면 간혈도 허하다.

  신수는 지하수요 간혈은 나무의 진액이라 했다. 나무의 진액은 지하수에서 형성된다. 지하수가 마르면 나무의 진액도 마른다. 지하수와 진액이 동시에 부족하고 허약한 상태가 금기질의 인체다. 지하수를 떠난 진액은 있을 수 없듯이 신수를 떠난 간혈은 있을 수 없음으로서 간혈을 보완하려면 신수부터 보완해야 한다. 신수를 보완하면 간혈은 저절로 보완된다.

  문제는 약(藥)이다. 간혈을 생산공급하는 보혈제(補血劑)는 다양하고 많지만 신수의 정(精)을 보완하는 보정제(補精劑)는 극히 희소할뿐더러 구하기가 힘들다. 금기질의 만성병을 다스리기 위해선 신수를 보완하는 약물을 대량 개발해야한다. 그것은 지하수를 개발하는 것과 같다. 지하수는 암석(巖石)에서 개발되듯이 신수를 보완하는 약물은 광물성(鑛物性)에서 개발된다.

수천년내지 수만년동안 땅기운을 섭취하고 갈무리한 광물(鑛物)이라야 지하수의 정(精)인 신수의 정(精)을 간직하고 있다. 과연 그 광물성 약물은 무엇이고 정(精)의 생산과 개발은 가능한것인가?

금기질의 병은 무엇이든 그 원인과 뿌리는 전혀 똑같듯이 그를 다스리는 만능의 처방은 기질방이다. 금기질의 처방은 신수와 간혈을 집중적으로 보완하는 선약(仙藥)과 성약(聖藥)으로 구성된다. 두통과 신경통에는 진통제가 필수이고 중풍에는 구풍제(驅風劑)가 필수이지만 금기질방엔 진통제나 구풍제는 없다.

나타난 병증은 실(實)이 위주이고 사(瀉)가 치병의 대본이지만 만병의 근원은 하나같이 혈기부족으로서 허가 위주이고 보(補)가 치병의 대본이기 때문이다. 진통제와 구풍제 없이 어떻게 만성적인 통증과 풍증을 다스릴 수 있는가? 의학적으로는 불가능하지만 기질학적으로론 가능하다. 왜냐 통증과 풍증은 두통이나 중풍증에서 발생하는게 아니고 혈기부족인 허의 만성화에서 발생하기 때문이다. 진통제나 구풍제는 일시적인 진통과 구풍은 가능하지만 완치는 불가능한데 반해서 만성적인 허를 완벽하게 보완하는 기질방은 근본적으로 다스림으로서 완치할 수가 있다. 수십년동안 만성적인 두통과 신경통 관절염과 중풍등이 만성적인 허를 보완함에 따라서 기적처럼 말끔히 사라지고 다시는 재발하지 않는 것이다. 의학적으론 도저히 이해할 수 없는 기상천외의 진단이요 처방이며 치병이지만 의학으로는 불가능한 만성병을 근본적으로 다스리는 기질학과 기질방을 비의학적이니 비과학적이니 비방할 수는 없지않는가.

수(水)기질의 장부와 병리

입동(立冬)이후 입춘(立春)이전에 출생한 사람은 수(水)기질을 타고난다. 겨울은 만물을 갈무리하는 차디찬 수(水)의 운기가 지극히 왕성한데 반해서 만물이 성장하는 뜨거운 화(火)의 운기는 지극히 허약하다. 지하수에서 발생하는 목(木)의 운기는 날로 강화되는데 반해서 갈무리되는 금(金)의 운기는 날로 약화된다. 오장육부 역시 수(水)의 장부인 신수와 방광은 지극히 왕성한데 반해서 화(火)의 장부인 명문화(命門火)를 비롯 심장과 소장(小腸)은 지극히 허약하다. 목(木)의 장부인 간과 쓸개는 신수를 얼음으로서 강한데 반해서 금(金)의 장부인 허파와 대장은 약하다. 콩팥의 좌측에 있는 신수와 우측에 있는 명문화는 한쌍의 부부처럼 상생관계다. 신수는 전력을 생산하는 기름이고 명문화는 전력을 생산하는 발전소와 같다.

수(水)와 화(火)는 서로 의지하고 공존하며 정비례한다. 수가 왕해야만 화가 왕하듯이 화가 왕해야만 수도 왕하다. 수가 허하면 화도 허하듯이 화가 허하면 수도 허하다. 수기질은 화가 허함으로서 왕성한 수도 허약할 수 밖에 없다. 수화가 허약하면 혈기도 허약하고 백병이 자생한다. 겨울태생의 수기질은 태어나면서부터 선천적으로 양기(陽氣)인 명문화를 비롯 심장과 소장이 허약하다.

허가 만성화하면 만성병이 발생한다. 겨울태생의 만성병은 무엇이든 그 원인과 뿌리는 화허(火虛)의 만성화다. 두통과 신경통을 비롯 관절염과 중풍등 온갖 병이 하나같이 만성적 화허병이다. 증(證)을 위주로 당뇨다 고혈압이다. 진단하는 것은 피상적이고 추상적인 잘못된 오진이다. 만성적 화허병을 만성적 당뇨병이니 고혈압병이니 진단하면 어찌되는가?

당뇨병은 당뇨방으로 능히 고칠수 있는게 상식이요 당연하다. 하지만 당뇨방은 아무리 써도 당뇨병을 완치할 수가 없다. 왜냐 대답은 간단하다. 진짜병은 당뇨병이 아니기 때문이다. 겨울태생의 만성병은 하나같이 화허(火虛)의 만성병이다. 만성적 화허병은 화를 집중적으로 보안함으로서만이 충족될 수 있다. 화가 충족되면 허는 사라지듯이 허에서 자생한 갖가지 만성병은 뿌치채 다스려지고 말끔히 사라진다. 겨울태생의 만성병이 만성적인 화허병이라는 사실은 의학적으로는 발견할 수가 없다. 겨울태생이 선천적으로 양기와 화가 부족하고 허약하다는 것은 생각조차 할 수 없다. 인체를 구성한 음양오행의 운기를 거울처럼 관찰할 수 있는 기질만이 겨울태생의 장부와 병의 원인을 한눈으로 정확히 판단할 수 있다.

의사는 증을 위주로 병을 진단하고 다스리는게 원칙인데 반해서 기질은 타고난 인체설계도에 의해서 병의 진상과 근원을 일목요원하게 판단하고 다스리는게 원칙이다. 증은 백천가지로 다양하고 변화가 무상하다. 천하명의도 오진과 약사고가 불가피하다. 인체설계도는 단 하나뿐인 동시에 평생불변이다. 오판이나 실수나 약사고가 전혀 있을 수 없다. 의사는 갖가지 기구를 통해서 검사를 실시하고 증을 판단한다. 기질은 진단이 필요없듯이 기구나 검사가 전혀 필요없다. 타고난 천명을 알면 일사천리로 병을 분석하고 판단하며 약을 처방하고 다스린다. 겨울이면 차디찬 한습(寒濕)이 극성을 부리고 만물을 움추리게 하듯이 인체 또한 한습이 왕성함으로서 기를 펴지못하고 움추리고 허약하다. 겨울태생의 만성병을 다스리는 기질방은 양기와 명문화를 왕성하게 보완하는 보양(補陽)과 보화(補火)의 약제(藥劑)를 집대성한다.

 강열한 양기를 발생하는 최고의 선약과 성약을 위주로 합리적으로 구성된다. 증과 병이야 무엇이든 처방은 한가지로 공통적이다. 당뇨가 만성화하면 여러 가지 병이 잇다라 발생한다. 의학은 이를 합병증이라한다. 합병증은 처방도 다양하다. 기질학에선 허의 만성병으로 판단한다. 혈기의 부족인 허가 만성화되고 극대화되면 마치 지하수가 부족하면 시드는 지엽이 늘어나듯이 발생하는 병증이 여러 가지로 늘어나기 마련이다. 허와 병은 정비례함으로서 허가 늘어나면 병도 늘어나기 마련이다. 당뇨가 심해서 합병증이 발생하는게 아니고 혈기부족인 허가 극심해서 여러 가지 병이 발생하는 것이다. 당뇨의 합병증과 허의 합병증은 판이하듯이 처방과 치병 또한 판이하다.

 당뇨의 합병방으로선 난치불치이지만 허의 만성병을 다스리는 기질방으로선 근본적으로 다스릴 수 있다. 왜냐 판단과 처방이 정확했기 때문이다.

암(癌)의 병리

 만성병중에 가장 악성이고 난치불치의 병이 암이다. 암에 걸리면 사형선고를 받은 사형수처럼 살아남기 어렵다. 의학에선 암이 암세포의 만성병이라고 진단하다. 암세포는 전이(轉移)함으로서 빨리 손을 쓰지 않으면 여러 장부에 번짐으로서 걷잡을 수 없이 확대된다. 우선 암세로를 억제할 항암제를 집중투입하는 동시에 암이 발생한 장기(臟器)를 제거하는 수술이 최선의 치병이다. 장부는 생명의 원동력인 혈기를 생산하는 유기적 작용을 하고 있다. 오장육부중 한가지를 제거하면 혈기 생산에 치명적 타격과 손실이 발생한다. 이는 자동차의 네바퀴중 고장난 한바퀴를 제거하는 것과 다를 바 없다. 세바퀴로 달리는 자동차는 오래되지 않아 운행이 불가능하듯이 장기를 제거한 환자는 오래되지 않아 생을 마감한다.

 일반적으로 일년을 넘기기가 어렵다. 암이 암세포의 만성병이라는 의학의 진단은 증위주의 진단이다. 암에서는 많은 암세포가 방출되는 것이 특징이다. 마치 당뇨에서 많은 혈당이 방출되는 것과 비슷하다. 암의 주범(主犯)이 암세포라면 항암제로 능히 다슬릴 수 있는데도 다스리지 못하는 이유는 무엇인가? 대답은 간단하다. 암세포는 암에서 나타나는 증상일 뿐 주범이 아니기 때문이다. 만성병은 증으론 판단할 수 없는 원인과 뿌리가 있듯이 암은 증으론 알 수 없는 원인과 뿌리가 있다. 그것은 만성병의 근본인 혈기부족의 만성화다. 혈기부족인 허가 장기적으로 만성화하면 당뇨등 성인병이 발생한다. 만성적인 허를 다스리지 못하면 허는 극한상태에 이른다. 혈기가 탕진하면 혈기를 먹고 사는 오장육부와 인체는 기지사경에 이른다. 마치 지하수가 탕진된 나무처럼 치명적인 이상현상을 나타낸다. 오랫동안 굶주리고 허기진 세포와 기능은 지칠대로 지치고 쓰러져서 상하고 변질하며 고사한다. 혈기부족이 극한 상태이면 생명과 인체는 최악의 상태에서 온갖 악성질병이 발생한다. 위기에 직면한 허의 극한 상태를 암이라고 한다. 암은 만성화한 허가 극한 상태로 악화되어 치명적 위기를 맞고있는 상태다. 만성적인 허도 난치불치인데 하물며 극한상태의 허를 다스리기란 더더욱 난치불치일 수 밖에 없다.

하지만 허는 보완 즉 다스릴 수 있듯이 만성병은 성인병이든 암이든 서둘러 보완만하면 다스릴 수 있는 것이다. 성인병을 다스릴 수 없는 것은 그 원인과 뿌리를 모르고 지엽적인 증만을 다스리기 때문에 난치불치하듯이 암 또한 다스릴 수 없는 것은 그 원인과 뿌리를 알지 못하고 나타난 증만을 다스리기 때문에 더더욱 난치불치인 것이다. 만성병의 원인을 알고 근본적인 치병을 하면 마침내 완치할 수 있듯이 암 또한 원인을 알고 집중적인 보완을 서두르면 비록 시일은 걸리지만 마침내 다스릴 수 있는 것이다.

만성병이 전문이고 만성병에 능통한 기질학이 암이라고 해서 정복하지 못할 이유는 없다. 암이 최악의 만성병이고 난치한 것은 사실이다. 하지만 허는 만성이든 극한이든 보완하면 마침내 충족되고 다스릴 수 있는 것이다. 문제는 약물의 개발이다. 극한 상태인 허를 신속하고 만족하게 보완할 수 있는 약물을 개발하는 것은 쉬운 일이 아니다. 하지만 불가능은 아니다. 의학적으로 전혀 불가능한 암의 원인을 밝혀낸 기질학은 약의 개발이 지상과제이기 때문에 극한 상태인 극허(極虛)를 보완하는 약물과 기질방의 개발은 시간문제인 것이다.

의학은 암세포를 다스리는 항암제와 암세포를 방지하는 신약(新藥)을 개발하기에 앞을 다투고 있다. 새로운 항암제나 방암제를 개발하면 암은 완치할 수 있다는 것이다. 기질학은 모든 만성병이 하나같이 허의 만성병임을 밝혀냈듯이 암 또한 허의 극한 병임을 발견하고 허를 보완하는 약물과 기질방의 개발에 심혈을 기울이고 있다.

　의학은 암을 가장 악성적인 극한적 실(實)로 판단하는데 반해서 기질학인 암을 가장 만성적이고 극한적인 허(虛)로 판단하고 있다. 의학은 악성 암세포와 실을 사(瀉)하는 약물과 처방을 개발하는데 천문학적 재력과 인력을 총동원하고 있는데 반해서 기질학은 극허(極虛)를 완벽하게 보완하는 약물과 처방을 개발하기에 여념이 없다. 의학과 기질학은 암의 진단이 정반대이듯이 약물과 처방 또한 정반대다. 과연 어느것이 올바른 진단이요 처방이겠는가?

　진단과 처방이 정확하면 암은 능히 다스릴 수 있다. 반대로 진단과 처방이 잘못되었으면 암은 다스릴 수가 없다. 문제는 어느것이 암을 완전히 정복하느냐다. 증위주의 의학인가 원인위주의 기질학인가? 지금까지는 의학은 암 정복에 실패를 거듭하고 있다. 장기를 제거하는 수술은 개발했지만 그것은 암세포의 번식을 방지할 뿐 암을 완치하는 정복은 아니다. 과연 기질학은 언제쯤 암을 어떻게 정복할 것인가?

약(藥)의 원리

　병을 다스리는덴 의사의 진단과 처방과 약이 필수이고 핵심이다. 그중에서 병을 결정적으로 다스리는 것은 약이다. 의사가 아무리 유명하고 진단과 처방이 아무리 뛰어나도 약이 없으면 병을 고칠 수 없듯이 약이 부실하면 치병도 부실하다. 약은 한약과 양약 두가지 종류가 있다. 한약은 자연산이고 양약은 가공산(加工産)이다. 한약을 최초로 개발한 것은 신농(神農)씨다.
　그는 광물성을 비롯 식물성과 동물성의 약물을 365가지를 개발했다. 한약의 개발은 계속해서 진행되고 늘어나서 오늘날엔 2천가지가 넘는다. 중국의학은 처음부터 증(證)을 위주로 하였듯이 한약역시 증을 위주로 분석하고 처방하며 사용해왔다.
　증은 하나같이 사악한 기가 왕성한 실(實)로서 사(瀉)하는 것이 처방과 치병의 대본이듯이 한약은 실(實)을 사하고 다스리는 것이 위주였다. 풍을 다스리는 것을 구풍(驅風)이라하고 열을 다스리는 것을 청열(淸熱)이라 하듯이 어느 약은 구풍제(驅風劑)요 어느것은 청열제(淸熱劑)라고 풀이하고 통용하는 것이 상례다.
　한가지 약이 여러 가지 병을 다스림으로서 한약은 다양하게 쓰여진다. 중국의학에선 한약을 본초(本草)라고 한다. 본초는 식물성 풀(草)을 상징하지만 그 중에는 광물성과 동물성도 허다하다. 본초에 관한 책자는 수십가지인 동시에 십인십색으로 저마다 다르다.
　같은 본초를 풀이하고 통용하는 것이 각양각색이고 보니 본초를 연구하려면 수많은 본초를 두루 공부해야 한다. 한약은 증을 위주로 분석하고 사용하기 때문에 그 많은 것을 하나하나 기억하고 능숙해야 한다. 병을 다스리는덴 여러 가지 약을 활용해야 한다. 피를 보하는 사물탕(四物湯)은 숙지황(熟地黃)을 비롯 당귀(當歸) 천궁(川芎) 백작약(白芍藥)의 네가지로 구성되듯이 한약은 여러 가지 약으로 조제(調劑)된다. 여러 가지 약으로 조제하는 것을 처방(處方)이라고 한다.

 처방은 약과 약의 효능을 합리적으로 종합해서 상승(相乘)작용을 극대화하는 것이다. 처방을 최초로 개발한 것은 중국의 장중경(張仲景)이다. 중국이 처음 개발한 의술은 침(鍼)과 뜸(灸)이다. 병을 증위주로 진단하고 처방하며 다스리는 의술은 장중경에서 비롯된다. 그는 후한(後漢)시대의 고대(古代)사람으로서 그가 개발한 상한론(傷寒論)을 비롯 의방(醫方)을 한방(漢方) 또는 고방(古方)이라고 한다.

 한방에서 비롯된 처방은 명의(名醫)마다 개발함으로서 마침내 한방은 6만방이 넘는다. 처방의 목적은 병을 다스리는 것이다. 처방이 저마다 다른 것은 임상과 체험이 다르기 때문이다. 한가지병에 처방이 수십가지다. 처방은 하나같이 비방(秘方)이다.

 처방이 다양한 것은 치병이 어렵기 때문이다. 병을 제대로 다스릴 수 있는 처방이라면 누구나 금과옥조(金科玉條)로 애지중지하겠지만 병을 제대로 다스릴 수 없기 때문에 새로운 처방이 필요하고 개발되는 것이다. 처방이 뛰어나면 치병이 잘됨으로서 한의(漢醫)는 만병을 통치할 수 있는 천하비방(秘方)을 개발하기에 앞을 다투었다. 처방에 능통하면 치병에 능통한 명의가 될 수 있다. 하지만 만병을 통치할 수 있는 처방은 없다. 그 이유는 간단하다. 병의 근본은 증이 아니고 원인이기 때문이다. 한방은 증위주로 진단하고 처방할 뿐 원인은 전혀 모른다. 증진증방(證診證方)으론 병의 뿌리를 다스릴 수 없듯이 근치(根治)란 불가능하다. 만성병은 하나같이 원인과 뿌리가 있다. 원인과 뿌리를 알 수 없는 한방은 6만이 넘는 처방을 가지고도 만성병은 난치불치로서 속수무책이다.

만성병의 원인과 뿌리를 발견한 기질학은 증위주의 진단이 필요없듯이 증위주의 처방도 필요없다. 기질학이 개발한 처방을 기질방이라고 한다. 기질방은 보음(補陰)과 보양(補陽)이 대본이고 세분화해서 여섯방이다. 6방이면 어떠한 만성병도 완벽하게 다스릴 수 있다.

6만방으로도 고칠 수 없는 만성병을 단 6방으로 고칠 수 있는 것은 처방이 합리적이고 효능이 뛰어나며 치병이 정확하기 때문이다. 진단과 처방이 간단명료한 기질학은 약의 개발이 지상과업이다. 왜냐 병을 다스리는 것은 약이 기본이요 으뜸이기 때문이다. 한방은 처방의 개발에만 몰두하고 약의 개발은 전혀 무관심했다. 한약은 예나 지금이나 한가지도 달라진게 없다. 양방은 다르다. 약의 개발이 치열하고 눈부시게 발전을 거듭하고 있다. 양약은 하나같이 상품화하고 기업화하며 시장화하고 있다. 한방으로는 좀채로 다스리기 어려운 두통 치통 신경통등 통증을 한 알이면 거뜬히 다스릴 수 있는 진통제를 비롯 급성병을 다스리는덴 안성마춤격인 명약을 잇달아 개발하고 있다. 양약을 전문적으로 공급하는 약국이 전국 방방곡곡에 있는가하면 환자는 병원보다 약국을 선호하고 있다. 양의(洋醫)가 의학계를 석권하고 있는 것도 양약의 덕분이라해도 과언이 아니다. 양약은 화학적이고 과학적이며 지극히 위생적이다. 한약은 어떠한가? 건재시장(乾材市場)에서 팔고있는 한약제는 품질이나 위생이 엉망이다. 길바닥에 내놓은 건재가 먼지투성이지만 아랑곳 하지 않는다. 옛날엔 당재(唐材)라 해서 중국산이 한약의 주종을 이루었지만 지금은 중국산의 품질이나 평이 좋지않다. 오히려 국산이 주종을 이루고 있다. 양약이 위주인 약국은 대성황인데 반해서 한약을 위주로 하는 한약방은 극히 드물다. 양약은 상품성과 시장성과 기업성이 대단한데 반해서 한약은 그 모든 것이 영세하고 낙후되어 있다. 과연 한약은 양약과는 비교나 경쟁이 될 수 없는 것인가? 그 대답은 약의 원리에서 쉽게 알 수 있다.

약(藥)이란 글자는 풀초(草)밑에 즐거울 낙(樂)자로 구성되어 있다. 풀초란 본초의 뜻이다. 즐거울 낙이란 인간의 정신과 육신을 즐겁게 해준다는 뜻이다. 병은 육신과 정신을 괴롭히고 고통을 준다. 병을 다스리는 것은 약이다. 약이 정신적 육체적으로 즐거움을 준다는 것은 병을 다스리기 때문이다. 수십년동안 만성적인 병고에 신음하던 환자가 완치되면 그것보다 즐거운 것이 어디있겠는가. 일시적인 다스림이 아니고 근본적인 다스림이기 때문에 마냥 즐거운 것이다. 과연 만성병을 완치할 수 있는 약은 무엇인가.

양약은 뛰어난 효능을 자랑하지만 만성병을 다스리는덴 역부족이다. 혈당을 내리는 인슐린은 개발되었지만 당뇨를 완치하는 양약은 개발되지 않고 있다. 항암제는 여러 가지 개발되었지만 암을 완치하는 양약은 개발되지 않고 있다.

한약은 어떠한가? 처방은 수만가지를 개발했지만 만성병을 다스리는 한약은 개발되지 않고 있다. 그 이유는 증을 위주로 처방하고 한약을 다루기 때문이다. 증진증방으론 만성병을 고칠 수 없듯이 증방위주의 한약으로선 만성병은 난치불치다.

만성병은 저마다 만성적인 원인과 뿌리가 있다. 그원인과 뿌리를 다스릴 수 있는 약은 양약이 아니고 한약이다. 한약은 2천가지가 넘지만 약성(藥性)은 혈기를 보완하는 보혈제와 보기제의 두가지다. 만성병의 근원인 만성적 혈기부족을 보완 할 수 있는 뛰어난 선약(仙藥)이자 성약(聖藥)은 한약에서만 구할 수 있다.

그만큼 한약은 뛰어난 성능(性能)과 효능(効能)을 간직하고 있다. 의학계에서 천대받는 한약이 만성병을 고칠 수 있는 유일한 선약이요 성약임을 발견한 것은 의학이 아니고 기질학이다. 기질학은 처음부터 원인을 위주로 병을 분석하고 판단하였듯이 원인을 위주로 약을 연구하고 개발했다. 한약은 두통이나 신경통이나 중풍등 병증을 다스리는 치병제가 아니고 병의 근원인 혈기부족을 보완하는 보혈제요 보기제임을 발견한 기질학은 혈기를 보완하는 성분이 가장 뛰어난 한약을 발견하고 개발하기에 심혈을 기울였다. 한약중엔 천하보약으로 알려진 명약이 많다.

값이 엄청나게 비싸고 휘귀한 약도 많다. 한방에선 값이 비쌀수록 가치를 높이 평가한다. 값이 싼것과 흔한 것은 대수롭지 않게 여긴다. 기질학이 개발한 최고의 선약은 광물성이다. 값이 형편없이 싸고 무척 흔한 광물이다. 그 광물이 지니고 있는 약성은 엄청나다. 혈기의 근원인 신수의 정(精)과 명문화의 정을 대량공급할 수 있는 가공할 성능을 가지고 있다. 문제는 이를 약용화할 수 있는 법제(法製)가 지극히 어렵다는 것이다.

중국의 본초를 닥치는대로 공부하고 살펴보았지만 법제법을 구체적으로 밝힌 문헌은 찾을 길이 없었다. 기질학은 독자적으로 연구하고 개발할 수 밖에 없었다. 지성이면 감천이라고 마침내 법제에 성공한 기질학은 완벽한 약물을 생산할 수 있었다.

신수와 명문화를 집중적으로 보완 할 수 있는 신약(新藥)은 음정(陰精)과 양정(陽精)이라 명명(命名)했다. 문자 그대로 음양의 정을 재생하고 보완할 수 있는 최고의 선약이요 성약이다.

지하에서 수천년 내지 수만년동안 땅기운을 섭취한 두가지 광물에서 생산된 음정과 양정은 만성병을 다스리는데 놀라운 효능을 나타냈다. 보혈제는 간혈을 보완하는덴 능통하지만 신수의 정을 보완하는덴 역부족으로 어려운게 사실이다. 아무리 집중적으로 투약을 해도 결과가 신통치 않다. 음정은 신기하리만큼 반응이 빠르고 보완이 뚜렷하게 나타났다. 만성적인 혈허병 내지 수허병(水虛病)을 눈에 띄게 다스릴 수 있었다. 만성적인 기허병은 뛰어난 보기제를 집중적으로 투약하면 시일은 걸리지만 마침내 보완되고 다스려진다. 하지만 명문화가 만성적으로 허약한 화허병(火虛病)에는 신통치가 않고 난치하다. 양정은 기대이상으로 놀라운 효능을 나타냈다. 탈진상태의 명문화가 새롭게 회생하는 것처럼 빠르게 회복되었다.

병을 고치는 것은 의사도 아니요 처방도 아니며 약이 으뜸이라는 진리가 역력히 나타났다. 음정과 양정은 만성병을 다스리는데 획기적인 공훈을 세운 기적의 약이었다. 음정과 양정의 용량은 극히 소량이다. 1그람(g)내지 3그람(g)이면 충분하다. 값은 인삼보다도 싸다. 극소량의 에너지로 엄청난 파괴력을 과시하고 대량의 전력을 생산하는 원자물질을 핵(核)물질이라 하듯이 아주 극소량의 약물로 방대한 신수와 명문화를 생산하는 음정과 양정을 위주로한 의학과 처방을 핵의학(核醫學)이요 핵방(核方)이라 했다. 핵의학과 핵방은 만성병을 다스리는 전문적 의학이요 처방으로서 개발되고 정립(定立)되었다.

난치불치의 성인병과 암을 다스리는데 획기적인 숨통을 열어 주었다. 성인병과 암을 다스리지 못하는 것은 의학이 아니고 약 때문이라는 기질학의 판단이 옳았다. 약만 제대로 개발하면 난 치불치의 병이 있을 수 었다는 지론도 옳았다. 문제는 만능의 약을 개발하는 것이다. 어떠한 병도 다스릴 수 있는 만능의 약 을 개발하면 지구상의 모든 병은 완전히 정복할 수 있다. 그러 기 위해선 약의 연구와 개발이 의학의 초점으로서 박차를 가해 야 한다.

음정과 양정의 개발은 신약개발의 완성이 아니고 시작이다. 값싼 광물성에서 개발한 양정과 음정은 약의 개념과 가치를 크 게 바꿔놓았다. 약은 가공품보다 자연산이 단연 으뜸이고 희귀 한것보다 흔한 것이 단연 뛰어나며 값이 비싼것보다 싼 것이 알 짜인 동시에 식물성이나 동물성보다는 광물성이 단연 출중하다 는 것이다. 광물성에서 무한량 생산할 수 있는 양정과 음정은 그 효능이 녹용이나 웅담이나 사향과 비할 바가 아니다.

식물성과 동물성은 혈기를 보완할 수 있으나 신수와 명문화를 보완하기에는 역부족이다. 신수와 명문화는 혈기를 생산공급하 는 근원이다. 그것은 광물성만이 보완할 수 있다. 광물은 무한대 이듯이 만병을 다스리는 약물은 무한대다. 광물은 천년이고 만 년이고 장수할 수 있다. 그것은 천년이고 만년이고 살 수 있는 정(精)을 간직하고 있기 때문이다. 그 정을 약물로 개발한다면 인간도 지금과는 판이하게 오래오래 장수 할 수 있지 않을까?

기질학이 개발한 양정과 음정은 만성병을 다스리는데 기적을 타나태고 있지만 잘만 연구하고 개발하면 수명을 크게 연장하는 기적을 나타낼수도 있을 것이다. 왜냐하면 신수와 명문화는 혈 기의 근원인 동시에 수명의 근원이기 때문이다.

근원이 회생하면 수명도 회생할 수 있다. 광물의 정은 무한량이다. 그 정을 인체에 도입할 수 있다면 인체의 정도 무한량으로 늘어날 수 있을 것이다. 정은 최고의 선약인 동시에 지구상에 얼마든지 간직되어 있다. 정을 개발하는 것은 의학의 지상과제인 동시에 인류의 지상과제가 아니겠는가.

천명의 진리

천명은 출생한 생년 생월 생일 생시를 음양오행의 십간(十干) 십이지(十二支)로 구성된다.

년주(年柱)를 비롯 월주(月柱)와 일주(日柱)와 시주(時柱)의 네 기둥과 사간(四干) 사지(四支)로 형성됨으로서 사주팔자(四柱八字)라고 한다. 천명을 점술로 개발한 것은 중국이다. 중국은 사주로서 타고난 천명을 헤아리는 원리를 개발함으로서 천명을 명리(命理)라고 명명했다. 일본에서는 천명을 추리하는 점술이라 해서 추명학(推命學)이라고 한다. 한국에서는 중국과 같이 명리학(命理學)으로 통용하고 있다. 천명을 사주(四柱)라고 하는 것은 한국의 고유명사로서 기질학에서는 사주라고 한다.

천명은 처음부터 점을치는 술수요 수단과 방법으로서 점술계에서 전용되어 왔다. 글자풀이 오행과 상생상극을 위주로 하는 천명은 처음부터 어렵고 까다로우며 오판과 실수가 허다했다.

격국(格局)과 귀신타령인 신살(神殺)이 등장하면서 천명은 격국과 귀신타령이 기본이요 전부였다. 십인십색으로 명리가(命理家)마다 주관적인 이론과 학설을 주장함으로서 천명은 풀이와 판단이 구구했다. 직업적이고 전문적인 점술가가 아니고는 감히 입문할 수 없는 어려운 점술이 명리학이다. 명리가들은 저마다 일인자요 대가라고 하지만 천명을 정확히 판단하는 것은 불가능하다. 그 이유는 간단하다. 진리가 아닌 글자풀이 오행과 상생상극을 비롯 천명과는 전혀 무관한 격국과 신살을 위주로 천명을 분석하고 운명을 판단하기 때문이다.

배우기가 무척 힘들고 오판과 실수가 많다보니 천명은 세인의 불신과 외면을 당할 수 밖에 없다. 게다가 귀신타령으로 부적을 하라 살풀이를 하라 이름을 바꿔라 해서 금품을 챙기는 것을 능사로 하다보니 미신이요 사이비점술이라는 비난이 이만저만이 아니다.

점술가의 뒷골목에서 온갖 천대와 홀대를 받아온 천명이 인체를 해부하고 오장육부를 분석하며 만성병의 원인을 발견하고 다스리는 인체설계도이자 기질설계도이며 만능어안이라는 새로운 사실을 발견한 것은 기질학이다. 기질은 인체가 타고난 음양오행의 성분을 분석하고 판단한다. 인체를 구성한 것은 음양오행의 운기다. 오행의 운기로 형성된 것이 오장육부다.

만병의 근원을 알려면 오장육부의 성분인 왕쇠강약을 알아야 한다. 어느 장부가 허약한지를 알면 무엇이 허하고 병이며 원인인지를 쉽게 알 수 있다. 의학적으론 장부의 성분을 알 수가 없다. 장부를 구성한 음양오행의 운기를 알 수 있는 것은 인체가 타고난 운기를 구체적으로 문자화하고 명시(明示)한 천명뿐이다.

천명은 조물주가 인명(人命)과 인체를 창조한 음양오행의 운기를 세밀하게 밝힌 인명의 설계도이자 인체의 설계도이다. 그것은 조물주만이 알 수 있는 극비의 문서다. 중국은 천명으로 점을 치는 술수를 개발했지만 천명이 인명과 인체를 창조한 설계도라는 사실은 생각조차 할 수 없었다. 천명이 인명과 인체의 설계도라는 사실은 점술과 의학에 천지개벽 같은 새로운 진리를 탄생시켰다.

가장 치명적이고 결정적인 타격을 받은 것은 중국의 점술과 의학이다. 중국점술과 의학의 핵이요 기본인 오행과 상생상극이 터무니 없는 가짜라는 사실이 밝혀지는 동시에 천명을 풀이하는 격국과 귀신타령이 허무맹랑한 가짜요 미신이라는 사실이 밝혀진 것이다. 중위주의 진단과 처방으로는 난지불치한 만성병의 원인을 밝혀내는 인체설계도는 의학이 수천년동안 개발한 증진증방(證診證方)을 무색해했다. 의학은 칼로 수술함으로서만이 인체를 해부할 수 있고 진단을 해야만 병을 알 수 있다.

　인체설계도는 수술하지 않고도 인체를 입체적으로 해부하고 분석할 수 있듯이 환자를 보지않고도 오장육부의 성분을 알 수 있고 진단을 하지 않고도 무엇이 허하고 병이며 원인인지를 뚜렷이 알 수 있다.

　환자를 봐야 진단할 수 있고 진단을 해야만 병을 알 수 있으며 의사라야 진단을 할 수 있고 병원에 가야만 의사를 만날 수 있다는 의학의 법칙과 질서는 더 이상 지탱할 수 없는 일대변혁이 일어난 것이다. 사주로 점을 친다는 것은 상식이다. 사주로 병을 고친다는 것은 상식 밖이다. 사주로 의학이 모르는 만성병의 원인을 알 수 있고 의학으론 난치불치한 만성병을 다스릴 수 있다는 것은 천지개벽같은 이변이다. 사주가 의학의 핵이요 대경전(大經典)이며 만능의안이라는 사실은 조물주만이 알고 있는 진리다. 그 진리를 한국에서 발견했다는 것은 기적이 아니겠는가? 하지만 그것은 결코 하늘의 계시나 신의 계시가 아니듯이 우연한 발견이 아니다. 오행과 상생상극의 진리를 발견한 것은 논리적 분석에 의해서 이뤄졌듯이 천명이 인체설계도라는 사실 또한 논리적분석에 의한 발견이었다.

　논리는 진리를 발견하는 유일한 법칙이요 안목이다. 논리는 분석적이고 합리적이어야만 한다. 주관이나 편견이나 아집이란 있을 수 없다.

객관적이고 보편적이며 불변이고 현실이어야 한다. 진리를 발견한 한국인에 의해서 새롭게 탄생한 것이 한국사주다 한국사주는 진리위주의 오행과 상생상극을 바탕으로 개발되었다. 중국의 글자풀이 오행과 상생상극을 비롯 터무니 없는 격국과 귀신타령을 뿌리채 청산하고 순수한 음양오행의 원리만으로서 천명을 논리정연하게 풀이하고 분석하며 판단한다. 한치의 오차나 오판과 실수가 있을 수 없다.

사주가 인체를 창조한 조물주의 설계도라는 사실은 근자에 와서 발견했다. 미국이 인체설계도를 찾기위해서 30억불(弗)을 투자하고 10년째 연구하고 있다는 사실은 익히 알고 있었지만 현대의학과 과학으로도 발견하기 어려운 인체설계도가 바로 사주라는 사실을 알았을 때 그 놀라움은 형용할 수가 없었다. 꿈인지 생인지 한동안 멍하니 허공만 바라보고 있었다. 제정신이 아니었다. 미칠것만 같았다. 사주가 인체설계도라니 도무지 믿어지지 않았다. 타고난 사주로 인체와 장부를 관찰하니 거울처럼 정확히 조명되었다. 기질이 일사천리로 분석되고 무엇이 허하고 병이며 원인인지가 일목요연하게 밝혀졌다.

그것은 기질학을 완성하는데 결정적인 역할을 하는 동시에 만성병을 원인위주로 분석하고 다스리는 기질방을 개발하는데 선구적인 길잡이가 되었다. 마치 장님이 갑자기 눈을 뜬것처럼 모든 것이 한눈으로 관찰되고 새롭게 조명되었다. 천명과 인체설계도에서 개발된 기질학은 한국에서 최초로 창시한 의학으로서 한국의학이라 한다. 의학과 기질학은 전혀 다른것이지만 병을 고치는 것은 분명히 의학에 속함으로서 한국의학이라고 한 것이다.

인명은 재천이라고 인간만사와 만병은 타고난 천명의 소치임을 한국사주와 의학은 분명히 밝혀주었다. 한국사주는 나 자신을 발견하는 진리다. 타고난 천성이 착하냐 악하냐 원만하냐 모가 나느냐 재능이 총명하냐 우둔하냐 유능하냐 무능하냐 무엇을 하면 성공을 할 수 있고 실패를 할 수 있느냐 직장인이냐 사업가냐 예술가냐 장사꾼이냐 법조인이냐 언론인이냐 정직하냐 사기꾼이냐 충실하냐 배신자냐 정숙하냐 음란하냐 부모와 형제와 배우자와 자녀덕이 있느냐 없느냐 효자냐 불효자냐 재복(財福)이 있느냐 없느냐 출세하는 관운(官運)이 있느냐 없느냐 일생일대의 운세는 어떠하냐 언제 무엇 때문에 성공하고 흥하며 실패하고 망할 것인가. 금년 신수는 어떠한가. 어느달이 좋고 나쁜것인가. 지금 당면한 문제는 어찌될 것인가? 소원대로 될 것인가 안될것인가. 한국사주는 무엇이 되느냐 안되느냐가 분명하듯이 모든 판단이 확실하고 정확하다.

　눈치코치로 이랬다 저랬다 횡설수설하는 점술가와는 하늘과 땅 차이다. 모든 것은 묻지않고 일사천리로 분석하고 판단하는 동시에 말로 하지 않고 글로 뚜렷이 밝혀준다. 점을 치는게 아니라 어떻게 하면 운을 개척하고 소원을 성취할 수 있는가의 길잡이 노릇을 한다. 출마자에겐 당선이 되느냐. 안되느냐를 떠나서 출마하는게 순리(順理)냐 무리냐를 판단한다. 사주는 결코 점술이 아니다. 내자신을 발견하는 유일한 진리다.

　사주에 능하면 내자신을 정확히 발견할 수 있다. 무엇을 할 것인가가 자명하다. 천명과 운명은 절대적이 아니고 상대적이다. 타고난 운기의 조화가 운이다. 운이란 찬스다.

　운이 좋으면 좋은 기회로서 만사형통하고 운이 나쁘면 나쁜기회로서 만사불성이다. 천명에 능하면 운에 능하고 운에 능하면 처신이 능하다. 운이 좋으면 분발하고 운이 나쁘면 쉬어간다. 운을 모르면 한치앞도 알 수 없는 장님인데 반해서 운을 알면 천리안처럼 멋지게 요리하고 개척할 수 있다. 천명은 인생의 항로와 운로를 밝혀주는 나침반이요 길잡이다. 파란만장한 인생을 슬기롭게 헤쳐나가는 빛과 돛대와 같다.

한국사주의 특전(特典)은 병을 스스로 밝혀내고 다스리는 것이다. 천명은 타고난 기질과 인체의 설계도로서 인체와 장부를 비롯 질병의 모든 것을 한눈으로 관찰하고 판단할 수 있다. 의사의 진단없이 내병을 내가 알 수 있는 동시에 의사가 진단할 수 없는 만성병을 원인위주로 밝혀내고 다스릴 수 있다. 천하의 명의(名醫)와 성의(聖醫)도 모르는 인체설계도를 발견함으로서 인체와 장부와 질병을 종횡무진으로 분석하고 판단하며 다스릴 수 있다. 증위주의 의학은 대학을 나와야 하고 6년간의 수업(修業)이 필수이며 증진증방에 능통하려면 평생을 해도 미완성이다. 천명위주의 기질학은 대학에 가지않고도 공부할 수 있고 단 몇 달이면 완성할 수 있으며 증진증방이 전혀 필요없다. 의학의 전문지식과 기술 없이도 만병을 정확히 분석하고 판단할 수 있는 동시에 한약과 처방에 능통하고 의학으론 불가능한 만성병을 능히 다스릴 수 있다. 의학은 오진과 약사고가 불가피하지만 천명의학인 기질학은 오진과 약사고가 전혀 없다.

환자를 상대하거나 맥진과 문진등 진단을 하지않음으로서 의사가 아니고도 얼마든지 할 수 있다. 기질학은 진단으로 병을 판단하는게 아니고 천명으로 병을 감정(鑑定)하고 판단하는 것이다. 천명으로 인체와 장부를 분석하고 병을 밝히는 것은 감정(鑑定)이지 진단이 아니다 진단은 의사라야 할 수 있지만 감정은 누구나 할 수 있다. 천명으로 병을 밝혀내는 감정을 의료행위라고 할 수는 없다. 법은 일반인의 의료행위는 규제 할 수 있으나 일반인의 감정을 규제 할 수는 없다. 문제는 진단과 감정의 능률과 판단력이다. 진단은 나타난 증을 분석하고 판단할 뿐 나타나지 않은 병의 근본인 원인과 뿌리에 대해선 한치도 알 수 없다. 뿌리깊은 성인병과 암에 대해선 하나같이 난치불치이고 속수무책이다.

천명위주의 감정은 나타나지 않은 병의 원인과 뿌리를 논리정연하게 밝혀냄으로서 백가지 증을 한꺼번에 뿌리채 다스릴 수 있다. 환자를 보지도 않고 진단도 하지않고 병을 판단할 수 있다는 것은 고금동서를 통해서 전무후무한 동시에 의학적으론 전혀 불가능하다. 불가능한 것을 가능화하고 전문적이고 직업적인 의학을 대중화하고 보편화하며 상식화한 것이 천명과 기질학이다.

천명의학인 기질학의 최대 영광과 자랑은 인체설계도의 발견이다. 미국이 30억불(弗)로 10년째 연구하고도 발견할 수 없는 인체설계도를 맨주먹으로 완벽하게 발견하고 실용화하고 있다는 것은 천명의 진리와 가치가 현대의학과 과학을 단연 압도하고 있음을 생생하게 실감할 수 있다. 현대의학과 과학이 인체설계도를 발견하려면 음양오행의 진리를 알아야 하고 인체를 창조한 운기의 성분을 알 수 있는 천명을 공부해야 한다.

그것은 점술이 아니고 의학과 의술의 핵이요 대경전이다. 인체설계도의 주체요 본신으로서 인체와 장부를 해부하고 분석하며 무엇이 병이고 원인인지를 밝혀내는 만능의안으로서 만성병을 다스리는덴 필수불가결의 성경(聖經)이다. 하느님의 말씀이 아니고 조물주의 창조원리요 율법이다.

　천명이란 하늘의 뜻이요 명을 의미한다. 종교계에서의 하느님은 실체가 없는 우상이 절대자이지만 천명을 창조하고 주관하는 하느님은 음양으로서 형체가 있고 생명이 있으며 창조하고 다스리는 율법이 선명하고 구체적이며 현실적이고 논리가 정연하다.

　진리에 따라서 합리적인 행동을 하는 것이다. 천명의 진리는 간단명료하다. 음양이 상생하면 만사형통이고 음양이 상극하면 만사불성이다. 상생이면 음양이 중화(中和)를 이루고 상극이면 음양이 편중하고 불화하며 대립하고 반목한다. 그것은 음양의 기본적인 상식으로서 누구나 쉽게 알 수 있다. 하느님은 말이 없고 가르침이 없으며 대화가 불가능하다. 천명은 말과 가르침이 분명하고 언제나 대화할 수 있다. 하고자하는 일이 되느냐 안되느냐를 분명히 밝혀주고 운이 열리느냐 막히느냐를 뚜렷이 가르쳐 준다. 불교는 모든 욕심을 버리고 마음을 비우라고 한다.

　천명은 의욕을 가지되 과욕과 허욕은 부리지말라고 한다. 천명에 없는 돈과 벼슬은 탐하지도 원하지도 말고 천명의 율법에 따라서 타고난대로 정직하고 열심히 살라는 것이다. 천명의 율법은 운으로 나타난다. 운이 좋으면 길이 열리고 운이 나쁘면 길이 막힌다.

　비가 오는 것을 막을수는 없지만 피할 수는 있다. 움직이지 않고 쉬면 되는 것이다. 운이 나쁜 것은 바꿔놓을수는 없지만 피할 수는 있다. 천명에 순응하고 순리적으로 행동하면 아무탈이 없는 것이다. 천명을 알면 운이 좋고 나쁘며 열리고 막히는 것을 거울처럼 판단함으로서 한치의 오차나 실수없이 순리적이고 순탄하게 살 수가 있다.

하느님의 덕분이 아니고 천명을 아는 덕택이다. 천명을 모르면 한치앞도 볼 수 없다. 무엇이 되는지 안되는지를 모르고 덮어놓고 일을 저지르고 무리하게 밀어붙히며 좌충우돌하다가 벼랑에 곤두박질하고 만신창이가 된다. 점술가를 찾아서 신세타령을 하지만 소 잃고 외양간 고치는 격이다. 절망과 비운을 한탄하지만 그를 구해줄 사람은 아무도 없다.

천명은 지극히 상대적이다. 그의 진리를 아는 사람에겐 운을 판단하는 천리안을 밝혀주고 평생 행운으로 인도하고 보살펴주는데 반해서 그의 진리를 모르는 사람에겐 냉혹하고 엄숙하다.
하느님은 무조건 믿고 따르라하지만 천명은 믿거나 따르는 것을 원하지 않는다. 진리를 알고 진리대로 행동하라는 것이다. 천명의 진리에 따르는 것을 순천이라하고 순리라한다. 천명의 진리는 간단명료함으로서 누구나 쉽게 배우고 터득하며 능통할 수 있다. 천명에 능통하면 운에 능통함으로서 행운이면 전진하고 불운이면 후퇴한다.
나자신을 똑바로 발견함으로서 분수를 지키고 수신제가(修身齊家)하며 과욕과 허욕을 금욕함으로서 유혹과 함정에 빠지는일이 없이 평생을 바르고 편하게 살 수 있다. 중국사주는 부귀를 위주로 하지만 한국사주는 인심과 덕성(德性)을 위주로 한다. 가난하고 천한 것을 두려워하듯이 부하고 귀한것도 두려워한다. 인심이 후하면 만인이 유정하고 인심이 박하면 만인이 무정하며 덕을 베풀면 만인이 따르고 악을 쌓으면 만인이 미워한다. 만인이 유정하고 따르면 천하의 행운아인데 반해서 만인이 무정하고 미워하면 천하의 불운아다. 천명의 진리는 돈벌고 출세하는 비결이 아니고 순천하고 순리하는 비결이다. 한국사주는 평생의 운을 한눈으로 관찰할 수 있다. 언제 무엇 때문에 성공하고 실패하며 흥하고 망하는지를 정확히 판단할 수 있다. 어떻게 하면 실패와 절망을 면할 수 있는 가도 능히 알 수 있다. 인체설계도를 발견함으로서 타고난 질병도 사전에 알고 미리 다스릴 수도 있다. 하느님은 인간의 운명과 질병에 대해서 아무것도 가르쳐 줌이 없지만 천명은 운명과 질병에 대해서 능소능대하고 자상하고 구체적으로 가르쳐주고 보살펴준다. 인간이 살아가는덴 많은 지식과 기술이 필요하다. 그 지식과 기술중에 가장 소중하면서 절실한 것이 있다면 과연 무엇이겠는가.

돈벌고 출세하는 지식과 기술인가? 평생을 행운으로 인도하는 지식과 기술인가 현대사회는 돈과 출세가 만능이듯이 단연 으뜸이다. 천명은 점술이요 미신이라고 거들떠 보지도 않는다. 지금까지의 중국사주는 분명히 점술이요 미신이었다. 하지만 한국에서 개발된 천명은 점술이나 미신이 아니다. 진리가 뚜렷하고 타고난 운과 질병을 논리정연하게 분석하고 판단하며 불운과 질병을 사전에 예방함으로서 평생 행운과 건강을 누릴 수 있다. 과연 이보다 더 소중하고 절실한 지식과 진리가 무엇이겠는가?

음양오행과 천명과 기질학의 진리는 인생이 살아가는데 가장 기본적이고 필수적인 지식이요 상식이며 진리다. 전문적이고 직업적인 지식이 아니라 평생을 통해서 일상생활에 필요한 지식이다. 돈을 벌고 출세하는 비결이 아니고 비운과 질병이 없는 행운과 건강의 진리다.

천명을 알면 인생관이 달라진다. 돈과 출세를 탐하지 않는다. 부귀영화를 바라지 않는다. 남과 대립하고 반목하는 적대행위를 하지 않는다. 천상천하 유아독존으로 안하무인이고 설치고 판을

치는 극성을 부리지 않는다. 과욕과 허욕을 부리지 않고 분수를 알고 자중자애한다. 만인에게 겸손하고 공손하며 정직하고 성실하다. 의욕은 갖되 욕심은 부리지 않으며 미련과 집착을 하시 않는다. 아들 딸에 대한 교육과 소망도 달라진다. 무조건 일류대학과 일류직업을 고집하고 미뤄 붙히던 일류병에서 능력과 적성에 알맞는 대학과 직업을 선택토록한다. 천명은 지능(知能)과 적성을 구체적으로 밝혀주고 있다. 무엇에 유능하고 적합한지가 분명히 나타난다. 타고난 능력으론 감당할 수 없는 대학이나 학과를 무리하게 선택케하는 것은 영광이 아닌 좌절의 강요이듯이 적성에 맞지않는 직업을 억지로 선택케하는 것은 실패의 함정을 파는 것이다. 비록 3류대학이든 직업이든 분수에 맞고 감당할 수 있는 대학과 직업을 골라주는 것이 가장 합리적이고 현명한 인도요 부모의 도리인 것이다. 자식사랑은 자식이 타고난 재능과 적성을 마음껏 자유롭게 발휘할 수 있도록 뒷받침하는 것이다.

꿩으로 태여난 새끼는 꿩으로 길러야지 봉(鳳)으로 만들수는 없다. 꿩을 봉으로 키우고 만들려는 것은 잘못된 환상이요 무리한 과욕으로서 성공할 수가 없듯이 자녀를 부모위주로 키우고 가르치며 출세시키려는 것은 잘못된 환상이요 과욕인 것이다.

천명에 달관하면 무엇이 비운과 불행의 근원인지를 대각할 수 있다. 인간은 낚시로 물고기를 낚듯이 조물주는 인간을 낚시질한다. 물고기의 낚시밥은 지렁이가 으뜸이다. 물고기는 지렁이를 보면 환장을 하고 달려들다가 낚시에 걸리고 제물이된다. 인간을 낚시하는 조물주의 낚시밥은 돈과 벼슬이다. 돈과 벼슬을 보면 인간은 환장을하다싶이 뛰어든다. 낚시에 물린 물고기는 다시 빠져나갈 수 없듯이 돈과 벼슬의 낚시밥에 걸려든 인간은 평생 빠져나갈 수 없다. 한번 돈맛을 알고 벼슬맛을 안 사람은 돈과 벼슬에서 벗어날 수가 없다. 조물주가 노리는 것은 돈과 벼슬의 굴레와 멍애로 인간을 사로잡아서 평생 노리개로 삼는 것이다. 천명에 달관한 사람을 철인(哲人)이라고 한다.

철학자와 박사는 많아도 천명에 능통한 철인은 극히 드물다. 철인은 조물주의 낚시를 잘알고 있듯이 낚시밥을 멀리한다. 돈은 필요한만큼 벌지만 결코 탐하거나 부정하게 벌지는 않는다. 물욕과 투기는 금물이듯이 사치와 낭비도 하지 않는다. 재물(財物)은 필경 재난(災難)을 초래하듯이 부자(富者)는 필경 부패(腐敗)한다는 것이 그의 철학이다. 벼슬과 출세는 처음부터 멀리한다. 부지런히 일하고 생산하며 자급자족하는 것이 최고의 인생이요 최선의 생활이라는 것이다. 점에 능통하고 의술에도 능통하지만 행술은 결코하지 않는다. 아는채도 하지 않는다.

내점을 내가치고 내병을 내가 다스리는 것으로 만족한다. 대범하게 살고 평범하게 처신하며 아무탈없이 건강하게 지내는 것이 유일한 소망이요 낙이다.

한방(中醫)의 병리와 치병

　동양의학은 중국에서 개발되고 유구한 역사를 가진 중국의학이 기본이요 전부다. 음양오행설과 상생상극을 위주로 해서 창시되었다. 나타난 병의 증상을 위주로 진단하고 처방하며 다스리는 것은 서양의학과 한치도 다를 바 없다. 서양의학은 눈으로 판단하는 시진(視診)을 위주로 하는데 반해서 중국의학은 맥(脈)으로 판단하는 맥진(脈診)을 위주로한다. 맥박으로 병을 진단한다는 것은 쉬운일이 아니다. 중국의학을 중의(中醫)요 한방(漢方)이라고 한다. 한방에 능통하려면 한문에 능통하고 맥진에 능통하며 처방과 본초에 능통해야한다. 한방의 경진은 황제내경(黃帝內經)이다. 내경에 의해서 침과 뜸을 개발하고 이름을 떨친 것은 편작(扁鵲)이다.

　내경은 많은 의학자를 탄생시켰다. 천금방(千金方)을 개발한 손진인(孫眞人)을 비롯해서 단계(丹溪) 이동원(李東垣)등 헤아릴 수 없는 명의를 대량 배출했다. 증(證)위주의 진단과 처방을 개발한 것은 앞서말한바와같이 후한(後漢)의 장중경(張仲景)이다.

　의학자들은 저마다 새로운 처방을 개발했지만 증을 위주로 한 진단과 처방이 기본이요 전부였다. 신농씨(神農氏)를 비롯한 본초(本草)개발도 장족의 발전을 이뤘지만 증을 위주로 한 한약의 분석과 용법이 기본이요 전부다. 증은 병의 양상(樣相)이다.

　증이 풍(風)이면 풍병(風病)이요 열(熱)이면 열병(熱病)이라 판단하듯이 증에 따라 당뇨다 고혈압이다 진단을 한다. 증은 변화가 무상하다.

태양증(太陽證)이 소양증(少陽證)으로 변하고 양명증(陽明證)으로 변하듯이 열증(熱證)이 한증(寒證)으로 변하는가하면 한증이 열증으로 변하기도 한다. 증의 진가(眞假)를 분간하기란 천하명의도 어렵듯이 오진(誤診)과 그로인한 잘못된 처방과 약사고도 부지기수다. 서양의학은 눈으로 판단하는 시진(視診)을 기구화하고 과학화함으로서 비약적인 발전을 거듭하고 있는데 반해서 한방은 맥진을 기구화하거나 과학화하지 못함으로서 고전(古典)과 전통을 벗어나지 못하고 있다.

  병을 다스리려면 병의 원리부터 알아야 한다. 병의 원리는 병이 발생하는 근본이치로서 병리(病理)라고 한다. 한방의 병리는 오행의 상극(相剋)을 기본으로 한다. 목극토(木克土) 토극수(土克水) 수극화(水克火) 화극금(火克金) 금극목(金克木)이 상극의 원리다. 오장육부중에 허파(肺)는 금(金)이요 간(肝)은 목(木)이며 지라(脾)는 토(土)요 콩팥(腎)은 수(水)이며 심장(心臟)은 화(火)다. 오장은 저마다 상극관계로서 대립하고 반목상태다. 금과 목은 상극이듯이 폐와 간은 상극관계이고 목과 토는 상극이듯이 간과 비는 상극관계다. 금과 목이 싸우면 금이 이기고 목이 패하듯이 허파와 간이 싸우면 허파가 이기고 간이 패한다. 만병은 상극관계에서 발생하고 언제나 강자는 이기고 약자는 패한다.
  약육강식이 능사로서 허파(金)가 왕성하면 간(木)이 패하고 상함으로서 발병하듯이 간(木)이 왕하면 비(土)가 패하고 상함으로서 발병하고 비(土)가 왕하면 콩팥(水)이 패하고 상함으로서 발병한다. 콩팥(水)이 왕하면 심장(火)이 패하고 상함으로서 발병하고 심장(火)이 왕하면 허파(金)가 패하고 상함으로서 발병한다.

만병은 강자와 약자의 상극에서 발생함으로서 병을 다스리려면 병의 원인부터 알고 원인을 다스리는 것이 급선무요 치병의 대본이다.

간(肝)에 병이 발생하는 것은 허파가 왕성함으로서 발생한것이니 허파의 금기(金氣)부터 다스려야 한다. 왕성한 허파의 기운을 설기함으로서 약화시키면 간을 치는 상극이 사라짐으로서 간이 회생할 수 있다는 것이다. 허파를 설기하는 것을 사(瀉)라고 한다. 간질환을 다스리려면 허파를 사하는 사폐산(瀉肺散)내지 사백산(瀉白散)이 으뜸이다. 백(白)이란 금의 색깔을 말한다. 비가 병드는 것은 간이 왕성하기 때문이요 콩팥이 병드는 것은 비가 왕성하기 때문이며 심장이 병드는 것은 콩팥이 왕성하기 때문이니 비의 병을 다스리는덴 간을 설기하는 사간산(瀉肝散)을 써야하듯이 콩팥병은 비를 사하는 처방이 비방이고 심장병은 콩팥을 사하는 처방이 비방이며 허파병은 심장을 설기하는 처방이 비방이다.

병의 근원이 상극이라면 상극하는 오장을 설기하고 사하는 것이 치병의 대본임이 분명하다. 한방은 상극에서 만병이 발생한다는 병리에 따라서 병이 발생하면 상극하는 장부를 설기하고 사하는 것을 서슴치 않했다. 한방의 병리는 확고부동하고 신성불가침처럼 철저히 요지부동이었다. 과연 만병은 오장육부의 상극에서 발생하는 것인가. 오장육부는 인체가 먹고사는 혈기를 생산하고 공급하며 전담하는 공동체다.

그것은 지극히 유기적인 공동생사체제다. 어느 한가지가 허약하거나 부실하면 공동생산체제가 무너짐으로서 혈기생산은 불가능하다. 일사불란으로 합심협력하고 상부상조해야만 가능한 생산기능이 저마다 상극하고 약육강식(弱肉强食)을 능사로 한다면 어떻게 혈기를 공동생산할 수 있겠는가? 눈만 뜨면 대립하고 반목하며 싸우는 오장육부가 어찌 온전할 수 있겠는가? 만신창이가 되고 기진맥진하는 오장육부가 혈기를 생산할 수는 없다. 약자는 죽고 강자만 살아남을 오장육부는 엉망진창일 수 밖에 없다. 그렇다면 혈기를 생산하는 기능은 무엇인가? 오장육부가 저마다 힘을 앞세워 싸우는 판국에 혈기를 생산하고 공급할 수는 없지 않느냐말이다.

과연 오장육부말고 혈기를 생산할 수 있는 기능은 무엇인가?

의학적으로 혈기를 생산하는 것은 오장육부다. 오장육부를 떠나선 혈기를 생산할 도리가 없다. 오장육부가 혈기를 생산할 수 있는 것은 유기적인 공동생산체제이기 때문이다. 오장육부는 저마다 상생관계로서 상부상조하고 합심협력해서 질서정연하게 혈기를 생산하는 것이다. 그 상생관계란 금과 목이 상생하고 수와 화가 상생하는 것이다. 허파의 기와 간의 혈은 불가분의 상생관계로서 서로 의지하고 공생한다. 기는 혈을 얻어야 힘을 내고 살 수 있듯이 혈은 기를 얻어야 숨을 쉬고 살 수 있다.

혈을 얻은 기는 살아 숨을 쉬고 기를 얻지 못한 혈은 질식해 죽는다. 기가 허하면 혈도 허하고 기가 왕하면 혈도 왕하듯이 혈이 허하면 기도 허하고 혈이 왕하면 기도 왕하다. 신수(腎水)와 명문화(命門火) 역시 불가분의 상생관계다. 기름인 신수가 있어야 발전(發電)하는 명문화는 불을 생산할 수 있듯이 명문화가 있어야만 신수는 살아 숨을 쉴 수 있다. 기름이 없으면 불은 꺼지듯이 불이 없으면 기름은 굳어 버린다.

기름과 불은 정비례한다. 기름이 왕하면 불도 왕하고 불이 왕하면 기름도 왕하듯이 기름이 허하면 불도 허하고 불이 허하면 기름도 허하다. 오장육부는 저마다 불가분의 상생관계로서 서로 의지하고 공존하며 상부상조해서 열심히 혈기를 생산하고있는 것이다. 만병은 허에서 발생하듯이 병의 근원은 허약한 장부에 있다. 장부가 허약하면 정상적작용이 불가능함으로서 이상현상인 병이 발생하는 것이다. 어느 장부가 허약한가는 의학적으로는 판단할 수 없지만 천명과 기질로서는 쉽게 판단할 수 있다.

　오장육부가 상극관계이고 상극이 병리라는 것은 글자대로 풀이하는 중국오행과 상극에서 비롯된 것이다. 글자풀이 오행과 상생상극이 터무니 없는 가짜이듯이 오장육부가 눈만뜨면 싸우고 약육강식하며 그 때문에 병이 발생한다는 한방의 병리 또한 허무맹랑한 가짜임을 쉽게 알 수 있다. 가짜 오행과 상생상극이 수천년동안 아무탈없이 진짜로 통용되었듯이 가짜 오행과 상극 위주의 한방병리 또한 수천년동안 전가의 보도처럼 진짜로 통용된 것이다. 그것은 예나 지금이나 변함없이 요지부동이다. 한국에서 진리위주의 오행과 상생상극이 발견되지 않했다면 그것은 앞으로도 수천년내지 수만년동안 진짜로 통용되는 동시에 가짜라는 사실은 영원히 알 수 없을 것이다.
　다행히 한국에서 진리가 발견됨으로서 어느것이 진짜이고 가짜인가는 분명히 밝혀졌듯이 한방의 병리가 얼마나 어처구니 없는 가짜인가도 뚜렷이 밝혀졌다. 그것은 오장육부를 모독하는 상식이하의 망리(妄理)인 것이다. 진리를 탐구하는 것이 대학(大學)이다. 만일에 대학에서 가짜 오행과 상생상극을 비롯 가짜 한방병리를 진짜인양 가르치고 있다면 어찌될까? 생각만해도 끔직한 일이 아니겠는가?

잘못된 오행과 병리에서 출발한 한방은 진단과 처방과 치병에서도 많은 과오와 실수를 저지르고 있다. 병의 원인은 전혀 모른 채 나타난 증만을 위주로 진단하는 동시에 실(實)을 사하는 방을 위주로 다스리기 때문이다. 풍열(風熱)과 한습(寒濕)을 비롯한 만병이 사악한 기가 왕성한 실(實)임에는 틀림이 없듯이 실을 사하는 것은 당연하다. 하지만 병은 증이 전부가 아니다. 병의 근본인 증의 원인을 알아야만 제대로 다스릴 수 있다.

증의 원인은 하나같이 혈기부족인 허다 혈기가 왕성하면 무병하듯이 허가 없으면 발병할 수가 없다. 병을 다스리는덴 원인부터 발견하는게 급선무요 순리다. 원인을 모른채 증만을 위주로 다스리면 근치가 불가능할뿐더러 중대한 치명적 실수를 저지르게 된다.

만성병이 하나같이 난치불치한 것은 원인과 뿌리를 모르기 때문이다. 증은 병의 지엽이요 원인은 병의 뿌리라 했다. 증은 하나같이 사기가 왕성한 실(實)이지만 원인은 하나같이 혈기부족인 허다. 실은 사하는게 급선무이지만 허는 보환하는게 급선무다. 실은 허에서 발생하는 병의 양상이요 증이다. 허가 있는한 실은 아무리 다스려도 재발한다. 실의 근원인 허를 다스리면 실은 저절로 사라지고 다시는 재발하지 않는다.

과연 어느것을 먼저 다스리는게 순리인가. 근본인 허를 다스리는게 순리인가 지엽적인 실을 다스리는게 순리인가. 실을 다스리는 것은 사(瀉)가 기본인데 반해서 허를 다스리는 것은 보(補)가 기본이다. 보는 혈기를 집중적으로 보완하는데 반해서 사는 사기(邪氣)를 집중적으로 공격하고 추방하는 것이다.

만성병은 허가 만성적이듯이 실도 만성적이다. 허한 것은 주인공이요 실한 것은 도적이다. 도적이 침입한 것은 주인이 허약하기 때문이다. 주인이 허약한 상태에선 도적은 요지부동으로 설치고 판을 치는데 반해서 주인이 체력을 보완하고 왕성하면 도적은 기겁을 하고 혼비백산 도망친다. 과연 어느것이 도적과 실을 다스리는 처방이겠는가.

 한방은 실과 증을 알뿐 허와 원인은 알지못한다. 처방과 치병은 당연히 실과 증이 위주요 대본이다. 과연 증진증방(證診證方)은 만병통치의 大道요 전가의 보도인 것인가.

 한여인이 산후의 후유증으로 오랫동안 병고에 시달리고 있었다. 한방에선 어혈(瘀血)이라 했다. 어혈은 오혈(惡血)로서 사하는게 당연하다. 남편은 한방을 전혀 모르지만 산후엔 당귀(當歸)가 좋다는 말을 듣고 멀고도 깊은산에 가서 당귀를 열심히 체취해서 복용케했다. 지성이면 감천이랄까. 부인은 차츰 기운을 차리고 거동까지 할 수 있었다. 하지만 병세는 좀채로 회복되지 않았다. 허약해진 아내의 모습이 마냥 안타갑기만 했다. 천하의 명의가 구세주처럼 나타났다.
 아내의 병을 진단하더니 만성적 어혈이라했다. 약 몇첩이면 거뜬히 완치될 수 있다고 했다. 그는 어혈엔 소목(蘇木)이 선약이라고 했다. 남편은 서둘러 약을 달여서 복용케했다. 아내는 남편의 정성에 기꺼히 마셨다. 아내가 갑자기 복통을 일으키면서 발버둥을 쳤다. 온몸이 쑤시고 아프다면서 나좀 살려달라고 아우성을 쳤다. 그길로 아내는 지쳐쓰러지고 사경을 헤매다가 끝내는 비명횡사를 했다. 환자는 가을 태생으로서 선천적으로 신수와 간혈이 허약했다. 임신을 하면서 태아가 혈기를 대량 섭취함으로서 혈허(血虛)는 더욱 심했다. 출산하면서 허는 극심한 상태였다. 빈혈이 만성화함으로서 기진맥진 병상에 눕게 된 것이다. 혈이 허하면 기도 허하고 혈기가 허하면 혈액순환과 대사가 어려움으로서 어혈이 발생하는 것이다. 혈허가 만성화하면 백병이 생긴다. 혈허는 보혈이 급선무다. 당귀(當歸)는 사물탕(四物湯)의 주성분으로서 보혈의 선약이다. 환자가 당귀를 달여먹으면서 기운을 조금씩 차리게 된 것은 보혈한 덕분이다. 하지만 소량의 당귀만으로 만성적 혈허를 보완할 수는 없다. 대량의 보혈이 절실한 중환자였다. 소위 명의가 소목을 위주로 조제한 한약은 가까스로 생명을 지탱해온 빈혈을 몽땅 사함으로서 탕진시킨 것이다. 혈기가 탕진되면 질병은 극한상태로 통증을 견딜 수가 없다. 한방이 산후어혈에 사방(瀉方)을 쓰는 것은 당연하다. 어혈의 근본이 혈허라는 사실을 모르는 한방으로선 어쩔수가 없지 않은가. 하지만 환자의 병을 어혈로 진단한 것은 명백한 오진이듯이 만성적인 혈허병에 보혈아닌 사혈(瀉血)방을 쓴 것은 치명적 실수요 과오다. 환자는 잘못된 한방과 한약 때문에 억울하게 비명횡사한 것이 분명하다.

사(瀉)위주의 한방으로 비명횡사하는 환자가 어찌 그 여인뿐이겠는가? 병으로 죽는것도 억울한데 잘못된 진단과 처방 때문에 죽는다면 얼마나 비통하고 처절한 것인가. 문제는 이러한 오진과 약사고가 한방으로서는 불가항력이라는데 있다. 만성병의 근본인 허를 발견하지 못하는 한 한방의 증진증방위주의 치병은 계속 될 수 밖에 없다. 오진과 약사고를 근본적으로 방지할 수 있는 것은 무엇이 허하고 병이며 원인인지를 정확히 발견하고 다스릴 수 있는 기질학 뿐이다. 기질학은 천명과 인체설계도에 능통함으로 인체와 장부를 입체적으로 분석하고 어느 장부가 허약하고 무엇이 병의 근원인지를 거울처럼 밝혀냄으로서 증위주의 진단과 처방을 전혀 하지 않듯이 오진과 약사고는 전혀있을 수가 없다. 의학사상 오진과 약사고가 없는 것은 기질학이 처음이다.

의학과 기질학

　의학은 병을 다스리는 전문적 지식이요 기술이다. 이를 의술이라고 한다. 동양에서 개발한 의술을 동양의학이라하고 서양에서 개발한 의술을 서양의학이라고 한다. 동양의학은 맥진(脈診)을 위주로하고 서양의학은 시진(視診)을 위주로 한다. 비록 진단하고 처방하며 다스리는 방법은 다르지만 나타난 증(證)을 위주로 하는 것은 전혀 똑같다. 동서의학은 수천년의 역사와 전통을 가지고 있다. 오늘날 의학은 대학이 중심이고 대학을 나와야 의사가 될 수 있다. 의사라야 병을 진단할 수 있고 병원에 가야만 의사를 믿일 수 있다. 의사와 병원과 진단은 의학과 치병의 필수조건이다. 병을 고칠 수 있는 것은 의사로 국한되어 있다. 의사가 아니면 아무리 의학과 의술에 능통해도 치병을 할 수 없다. 의사는 의학의 전매특허권자와 같다.
　병을 고치고 못고치는 것은 의사의 능력에 달려있다. 의사가 못고치는 것은 아무도 고칠 수 없다. 의학이 전문화하고 직업화하는 것은 당연한 추세라하겠다. 하지만 의사라야 병을 다스릴 수 있다는 것은 의학과 의술을 의사중심으로 통제하고 규제하는 것이 분명하다. 의학과 의술이 만능이고 의사가 만능이라면 통제하고 규제한다고 해서 문제가 될 수는 없다. 과연 오늘의 의학과 의술과 의사는 완전무결한 만능인것인가. 현실은 그렇지가 못하다. 무엇보다도 현대의학은 현대병의 절대다수인 만성병 앞엔 무능하리만큼 속수무책이다. 우선 만성병의 원인을 알 수 없고 만성병의 진상조차 발견하지 못하고 있다.

성인병과 암은 하나같이 난치불치다. 그것을 다스릴 수 있는 의학과 의술은 전혀 개발되지 않고 있다. 이는 미완성의 의학이요 의술임이 분명하다. 만성병을 다스리려면 새로운 의학과 의술이 개발되어야 한다. 의학과 의술은 이제 막 싹이트는 과정인지도 모른다. 의학과 의술이 꽃을 피우려면 아직도 한참 자라나야하며 만병을 통치할 수 있는 완성단계에 이르려면 요원한 것이다.

의학과 의술을 통제하고 규제하는 것은 성장과 발전을 가로막는 것이다. 이는 한참 자라나는 생물의 싹을 칼로 자르는 것과 전혀 똑같다. 미완성의 의학과 의술을 통제하는 것은 새로운 개발과 발전을 금지하고 불법화하는 것이다. 과연 의사만이 병을 다스릴 수 있다면 의사로서는 다스릴 수 없는 만성병환자는 어찌되는 것인가? 도대체 의학과 의술은 누구를 위한것인가. 의사를 위한것인가 환자를 위한것인가? 의사는 의학과 의술을 의사 본위로 통제하는 것이 당연할지 모르나 환자로서는 치명적인 통제요 규제다. 왜냐 현대의학과 의사로는 난치불치한 만성병환자를 다스릴 수 있는 새로운 의학과 의술은 개발될 여지가 없기 때문이다.

만성병을 고치려면 만성병에 능통한 새로운 의학과 의술이 개발되어야한다. 그러기 위해선 의학과 의술이 완전개방되어야 한다. 역사적으로 동양의학을 개발한 것은 대학이나 의사가 아니다. 동양의학의 성경인 내경(內經)을 창작한 것은 황제(黃帝)이듯이 본초(本草)를 개발한 것은 신농씨(神農氏)이고 증진증방(證診證方)을 최초로 개발한 것은 장중경(張仲景)이다. 이들은 대학을 나온 의사가 아니다. 천부적인 재능으로 의학과 의술을 독창적으로 개발한 것이다. 동양의학이 많은 인재를 배출하고 뛰어난 의술을 개발할 수 있었던 것은 누구든지 의학을 연구하고 개발할 수 있는 자유와 권리를 보장하고 완전개방하였기 때문이다. 일제 식민지하에서도 한방은 개방되었다. 한방을 하려면 한문(漢文)에 능통한 학자여야 한다. 학자는 선비다.

한문에 능통한 학자란 극히 드물 듯이 한의원(漢醫員)은 극소수였다. 무면허의사라고해서 오진과 약사고가 허다한 것은 아니다. 개방을 하면 실력이 으뜸으로서 유능한 의학과 의술이 탄생하기 마련이다. 현대의학과 의술은 이미 한계점에 이르고 있다. 만성병 앞엔 불가항력이다. 만성병을 고치려면 새로운 의학과 의술이 필수이고 그것을 개발하기 위해선 개방이 필수인데 통제와 규제가 철저한 이 땅에서 새로운 의학과 의술의 개발이란 전혀 불가능한 것이다.

대학을 나오지 않으면 의사가 될 수 없듯이 의사가 아니면 어떠한 의학과 의술도 임상하거나 실용할 수 없는 제도와 체제하에서 의사가 아닌 개인적 의학과 의술개발이란 불가능한 것이다. 왜냐 의학과 의술은 임상과 실험이 필수다. 임상과 실험을 거듭하지 않고는 효능을 확인할 수가 없다. 의사가 아니고는 치병이 불가능한 제도하에서 개인적 임상과 실험은 불법이요 범죄다. 새롭고 뛰어난 의술로 현대의학으로서는 고칠 수 없는 병을 다스리면 위대한 의학자로 각광을 받는게 아니고 불법자요 범죄자로서 법의 심판을 받고 형벌을 감수해야 한다.

새롭고 뛰어난 의술을 개발한다는 것은 결코 쉬운일이 아니다. 평생을 연구와 개발에 몰두하고 헌신적인 심혈을 기울여야 한다. 한평생을 받쳐서 천신만고 끝에 개발한 새로운 의술을 임상하고 실험한 결과 난치불치의 병을 다스리는데 성공한 결과가 영광의 기쁨이 아닌 범법자의 형벌이라면 어느 누가 의학개발에 참여하고 평생을 헌신하겠는가. 의학으로 고칠 수 없는 난치불치의 병은 인간의 생명과 건강을 위협하는 가공할 악마요 저승사자와 같다. 그 악마보다 잔인하고 무서운 질병으로부터 해방될 수 있는 의학과 의술을 개발한다는 것은 난치병으로 신음하고 악마에 쫓기고 있는 수천만 인류에겐 더없는 구세주와 다를 바 없다. 역사적으로 의학과 의술을 개발한 것은 대학이나 의사가 아니고 연구와 개발에 비범한 재능을 가진 의학자다. 의학자의 개인적 두뇌와 노력에 의해서 병을 다스리는 의학과 의술은 개발되어 왔다. 그들이 의학을 개발할 수 있었던 것은 의학이 개방되고 임상과 실험을 자유로히 할 수 있었기 때문이다.

현대병은 다양하다. 고칠 수 있는것보다 못고치는 병이 더욱 늘어나고 있다. 의학에선 악성질병이라고 한다. 질병을 다스릴 수 있는 것은 의학이다. 의학은 병을 고치는 최고의 지식이요 기술이다. 의학이 개발되고 완성되면 질병은 뿌리채 다스릴 수 있다. 인간은 질병으로부터 해방되는 동시에 지구는 질병없는 건강한 인간사회가 될 수 있다. 만병을 다스릴 수 있는 만능의 의학을 개발하는 것이 인류의 공통된 염원이요 지상과제다. 세계는 저마다 새로운 의학을 개발하기에 앞을 다투고 있다. 미국은 30억달러(弗)를 들여서 인체설계도를 찾고 있다. 질병은 인체에서 발생하는 이상현상이다. 질병의 근원을 알려면 인체를 창조한 설계도가 필수다. 미국이 인체설계도를 발견하려는 것은 지극히 현명한 생각이다. 인체설계도가 발견되면 질병의 근원이 발견되는 동시에 난치불치의 질병을 다스리는데 획기적이고 결정적인 열쇠를 찾을 수 있는 동시에 현대의학과 의술에 신기원을 이룩할 것이다.

　인체설계도를 발견하려면 인체를 창조한 조물주가 무엇이고 인체를 구성한 주성분이 무엇인지를 알아야 한다. 인체를 창조한 조물주는 하느님이나 신이 아닌 음양오행의 운기이듯이 인체를 구성한 주성분 역시 음양오행의 운기다. 세계는 음양은 알고 있으나 오행은 모르고 있다. 음양오행설을 최초로 주장한 것은 중국이지만 앞서 말한대로 중국의 오행과 상생상극은 글자대로 풀이하고 통용하는 가짜 오행이요 상생상극이다. 오행과 상생상극의 진리를 발견한 것은 한국이 처음이다.

　무명의 음양가에 의해서 발견된 음양오행의 진리는 새로운 천명학과 의학을 개발했다. 한국에서 독창적으로 개발한 한국의학은 기질학으로서 동서의학과는 판이하다. 우선 병리와 약리(藥理)가 근본적으로 다르다. 환자를 상대로 하는게 아니고 타고난 천명을 상대로 하며 진단없이 만병을 정확히 밝혀내고 근본적인 치병을 한다. 증을 위주로 하지 않고 병의 근원인 원인과 뿌리를 위주로 한다. 가장 핵심적인 것은 미국이 10년째 찾고있는 인체설계도를 맨주먹으로 완전무결하게 발견한 것이다.

　30억달러(弗)와 수천명의 의학자를 동원하고도 못찾는 인체설계도를 단 1만 달러도 없는 무명의 음양가가 발견한 까닭은 무엇인가? 그 이유는 간단하다. 인체를 창조한 조물주와 주성분은 미국이 찾고있는 세포와 유전자와 게놈이 아니고 음양오행의 운기였기 때문이다. 음양오행의 진리와 운기를 최초로 발견한 주인공이 음양오행의 운기로 창조된 인체설계도를 발견한 것은 하느님이나 신의 개시가 아니고 논리적 분석의 결과다.

　천명과 인체를 창조한 조물주와 주성분인 음양오행의 운기가 전혀 똑같다는 사실을 발견하면서 천명의 설계도가 곧 인체설계도라는 기막힌 진리를 발견한 것이다. 그것은 인류가 발견하고 개발한 어떠한 학문과 진리보다도 값진 것이다. 30억달러가 아니라 수천억달러로도 발견할 수 없는 진리중의 진리다.

왜냐하면 인체설계도를 모르고는 인체의 조물주와 주성분을 알 수 없는 동시에 난치불치의 성인병과 암을 근치할 수 있는 의학과 의술은 개발할 수 없기 때문이다. 인체설계도의 발견은 인체를 창조한 조물주와 신비의 주성분을 발견하는 동시에 난치불치의 만성병을 다스리는데 필수조건인 만성병의 원인과 뿌리를 발견한 것이다. 이는 의학사상 천지개벽과 다를바 없는 새로운 의학과 의술을 개발한 것이다. 세계가 혈안으로 찾고있는 인체설계도를 한국에서 무명의 음양가에 의해서 발견되었다는 것은 역사적인 영광이 아니겠는가? 만일 미국에서 발견되었다면 전세계가 떠들석했을 것이다. 만일 대학에서 발견되었다면 어찌 되었을까? 세상이 떠들석했을 것이다.

한국에서 인체설계도가 발견된 것은 10년전 일이다. 세계가 떠들석하고 세상이 떠들석했어야 할 인체설계도는 가난한 무명의 음양가에 의해서 태어난 때문인지 아무도 아는바가 없다. 마치 가난뱅이집에 태어난 옥동자처럼 천대와 구박을 받으면서 가까스로 자라나고 있는 것이다. 하지만 인체설계도가 발견된 것은 분명한 사실이듯이 그것은 완벽한 것이다.

의학사상 질병을 환자가 아닌 천명으로 분석하고 판단하는것은 고금동서를 통해서 전무후무하다. 중국사주에서 질병을 판단하고 있지만 그것은 글자풀이 가짜 상극위주의 병리로서 사주에 목(木)이 많으면 목극토(木克土)라해서 비위(脾胃)가 병들고 화(火)가 많으면 화극금(火克金)한다해서 허파가 병이라고 판단하는 것이다. 그것이 터무니 없는 가짜 상극이자 가짜 병리임은 말할나위도 없다.

　기질학은 만병의 근원이 혈기부족인 허임을 최초로 발견했다. 혈기를 생산하는 것은 오장육부요 오장육부를 형성한 것은 음양오행의 운기다. 천명을 구성한 음양오행의 성분을 알면 어느 장부가 허약하고 무엇이 부족한지를 한눈으로 판단할 수 있다.

　타고난 천명을 알면 인체설계도를 알 수 있는 동시에 기질을 알 수 있고 인체와 장부를 거울처럼 해부하고 분석해서 병의 근원을 구체적이고 정확히 밝혀낼 수 있다. 기질학은 진단이 필요없다. 맥진이니 시진이니 망진(望診)이니 문진(問診)이니 하는 것이 전혀 필요없다. 환자를 상대할 필요도 없다. 타고난 천명만 알면 모든 것은 원리원칙에 의해서 척척 판단할 수 있다. 나타난 증을 판단하는게 아니고 나타나지 않은 병의 원인과 뿌리를 판단하는 것이다. 증을 위주로 병을 판단하는 의학과 원인을 위주로 병을 판단하는 기질학은 하늘과 땅처럼 판이하다.

　증은 의사만이 진단할 수 있다. 천명은 누구나 분석하고 판단할 수 있듯이 천명위주의 기질학은 누구나 병을 판단할 수 있다. 환자를 상대로 병을 판단하는 것은 진단이지만 천명을 상대로 병을 분석하는 것은 진단이 아닌 감정(鑑定)이다. 이름하여 사주감정이다.

　의사가 아니면서 환자를 상대로 병을 진단하는 것은 위법이지만 천명을 상대로 병을 판단하는 것은 명백한 감정으로서 위법이 아니다. 의학은 의사만이 할 수 있는 전문적이고 직업적인 의술이다. 기질학은 의사가 아니고도 병을 분석하고 판단하며 다스릴 수 있다. 의학사상 의사가 아니고도 병을 판단할 수 있는 것은 기질학이 처음이다.

법이 금지한 진단을 하지않고도 병을 판단할 수 있고 의학이 다스릴 수 없는 만성병을 다스릴 수 있다는 것은 명백한 초의학(超醫學)이요 초의술(超醫術)이다. 의학과는 판이한만큼 의학의 통제나 규제는 받을 이유가 없지 않은가. 법이 규제하는 것은 의사 고유의 증진증방이다. 증위주의 진단과 처방은 의사라야 할 수 있다.
　기질학은 증위주의 진단과 처방을 전혀 하지 않는다. 의사의 영역을 전혀 침해하지 않는 초의학적 병분석과 치병이 기질학이다. 기질학을 전문적으로 연구하고 개발하는 학술단체로서 기질학회가 창립되었다. 학회에서는 진단을 하지 않는 의술이고 증진증방을 떠난 의술인만큼 의학이나 법의 규제는 받지않을 것으로 생각했다.
　기질학의 목적은 병을 다스리는 것이다. 병을 다스리는덴 임상과 실험이 필수다. 문제는 바로 여기에 있었다. 치병은 명백한 의술이듯이 임상과 실험은 의료행위라는 것이다. 비록 의학적인 증진증방은 아니라해도 치병과 치병을 위한 임상과 실험은 명백한 의학이요 의술이라는 것이다. 법은 의사가 아닌 치병과 임상을 금지하고 있다. 그것은 기질학에 대한 사형선고와 다를 바 없다. 기질학은 태어나자마자 생매장을 당했다. 의사가 아니고는 절대로 치병을 할 수 없다는 것이다. 기질학은 만성병이 전문이다.
　세계는 만성병을 다스리는 의학과 의술을 개발하기에 천문학적 돈을 써가면서 경쟁을 하고 있다. 만성병을 다스리는 인체설계도를 찾기에 혈안인 것이다. 기질학은 세계가 찾고있는 만성병의학과 인체설계도를 동시에 발견하고 개발했다. 국가와 의학의 신세나 지원없이 한 개인이 독창적으로 발견하고 개발한 것이다. 나라와 의학은 당연히 환영하고 기뻐할 줄 알았다. 세계가 못하는 것을 한국에서 한국인이 해냈으니 그에 더한 영광과 기쁨이 어디있겠는가. 하지만 현실은 너무도 냉혹하고 냉담했다. 대학이 아니고 의사가 아닌 개인이 발견하고 개발하였기 때문에 치병과 임상은 불가능하고 불법이라는 것이다. 그것은 최초의 만성병의학과 인체설계도를 불법화하고 생매장하는 사형선고와 다를바 없다. 임상이 불가능하면 치병을 할 수 없고 치병이 불가능하면 기질학은 무용지물이다. 이땅의 법은 세기적인 기질학을 식물인간화했다. 식물인간은 산송장으로서 숨만쉬고 있는 것이다. 기질학은 명맥만 유지할 뿐이다.

기질학의 명맥을 유지하고 있는 것은 회원이다. 회원중엔 비의약인이 많다. 그들은 기질학에 능통한만큼 치병에도 능통하다. 그들이 할 수 있는 것은 가족에 대한 임상과 치병이다. 만성병에 기질방이 탁월하다는 사실을 생생하게 체험할 수 있었다.
어떤 회원은 기질학이 개발한 신약인 음정(陰精)과 양정(陽精)만으로 만성병을 근치하는데 성공했다. 난치불치의 만성병을 고치면 천하명의로서의 영광과 각광을 누리기 마련이다. 하지만 그에겐 영광아닌 법의 형벌이 떨어졌다. 의사가 아니면서 치병을 한 대가다. 만성병을 고치면 소문이 파다하다. 소문이 나면 누가 고친 것이 판명이 난다. 의사가 아닌 것이 판명되면 여지없이 법의 심판을 받게되고 형벌이 가해진다. 의사는 치병에 능하다는 소문이 나면 대성황의 영광을 누리는데 반해서 기질학회원은 소문만 나면 영광아닌 형벌을 당해야 한다.
병을 고치고 싶어도 소문이 나고 형벌을 당할까 두려워서 못하겠다는게 회원들의 한결같은 하소연이다. 병을 다스리는 것은 인술(仁術)이라 했다. 난치불치의 만성병을 고치는 것은 인술중에서도 뛰어난 인술이다. 땀 흘려 인술을 개발하고 정성껏 치병을 한 대가가 형벌이라면 어느 누가 인술을 베풀겠는가. 기질학은 의학사상 최초의 만성병전문의학을 개발했고 인체설계도까지 발견했지만 법의 사슬에 묶여 꼼짝을 못하고 있다. 태어나서는 않될 곳에 태어난 기구한 불운아인지도 모른다. 선진국에 태어낳다면 세계적인 영광과 각광을 누렸을 것이다.

　대학에서 태어낳던들 이러한 천대와 구박은 받지 않을 것이다. 기질학을 학대하는 것은 사상최초의 만성병의학과 인체설계도를 학대하는 것이다. 법은 의학과 의술을 보호하기에 앞서 인간의 생명과 건강을 보호하고 보장해야 할 것이다.

기질학의 미래와 시대

　기질학은 난치불치인 만성병으로부터 인류를 해방하고 구제할 수 있는 세기적이고 세계적인 인류의학이다. 비록 한국에서 태어나자마자 법망에 묶여서 반신불수가 되고 꼼작을 못하는 식물인간처럼 명맥만 유지하고 있지만 세월이 가면 기질학은 반드시 기사회생해서 새 봄을 맞이 할 것이다.
　왜냐? 기질학은 진리에서 탄생한 때문이다. 진리는 생명이 있고 생명은 성장과 변화가 있다. 법은 진리와 생명을 묶어놓을 수는 없듯이 기질학을 언제까지나 가둬놓을 수는 없다. 기질학이 개방되고 개화되면 어찌될 것인가. 우선 금지되어온 임상과 실험이 가능함으로서 기질학은 하루가 다르게 일취월장하고 욱일승천하듯이 비약적인 발전을 할 것이다. 기질학의 본산인 학회에는 만성병환자가 문전성시를 이룰 것이다. 기질학에 능통한 전문회원들은 저마다 기질학연구원을 차려서 만성병환자를 전문적으로 다스릴 것이다.
　병원은 절차가 복잡하지만 기질학연구원은 절차가 지극히 간단하다. 타고난 출생년월일시만 정확히 밝혀주면 된다. 의사는 진단을 해야만 병을 판단할 수 있고 진단을 하려면 여러 가지 검사를 해야만 되지만 기질학은 진단이 전혀 필요없듯이 아무런 검사도 하지 않는다. 환자는 증위주의 진단이 습관화함으로서 자신의 병증을 하나하나 열거하면서 완치를 하소연한다. 기질학자는 증에 대해선 전혀 무관심하다. 두통이다 신경통이다 불면증이다 관절염이다 하소연하는 환자에게 병증과는 판이한 판단을 한다. 한 예를 들자. 아주머니는 음력 오월태생이지요 여름태생이니깐 아주머니의 진짜 병은 콩팥의 신수가 부족한 혈허병입니다. 나무로 말하면 지하수가 부족해서 진액이 허약해지고 그때문에 가지와 잎이 시드는것처럼 아주머니는 신수와 간혈이 부족함으로서 여러 가지 병이 발생하고 만성화된것입니다. 아픈곳은 많지만 원인은 한가지 뿐입니다. 허약한 신수와 간혈을 보완하면 모든병이 씻은 듯이 사라지고 다시는 재발하지 않을 것입니다. 환자는 뜻밖의 판단에 어리둥절해서 어쩔줄을 모른다. 두통과 신수가 무슨 관계이고 신경통과 간혈이 무슨 관계냐고 따진다. 내가 알고 있는 것은 분명히 두통과 신경통인데 왜 두통과 신경통에 대해선 아무런 설명도 없이 신수와 간혈이야기만 하느냐는 것이다. 여태까지 여러 병원을 다녔지만 자신이 신수와 간혈병이란 금시초문이라는 것이다.

　기질학자는 증위주의 진단과 처방은 잘못된 진단이요 처방이기 때문에 십년이 넘도록 못고치고 고생을 하고 있는게 아니냐면서 기질학이 개발한 기질방의 약을 조제해 주었다. 한달분인데 우선 보름만 복용하면 두통과 신경통이 달라질것이니 안심하고 열심히 복용하라고 했다. 환자는 다급하게 질문했다. 이약은 두통과 신경통의 전문약입니까? 기질학자는 빙그레 웃으면서 말했다. 아주머니 병은 두통과 신경통이 아니예요 신수와 간혈이 부족한 병입니다. 이약은 두통과 신경통을 다스리는게 아니고 신수와 간혈을 다스리는 선약입니다. 환자는 답답했다. 두통과 신경통이 아니라고 하면 어찌되느냐 더구나 두통과 신경통과는 전혀 무관한 약을 먹으라니 어이가 없지않느냐는 것이다. 옆에서 듣고있던 한 환자가 귀뜸을 해줬다. 아주머니 여기서 하라는데로 해봐요 병원이나 의사와는 판이한 판단이고 처방이지만 먹어보면 알 수 있어요 나도 아주머니처럼 처음엔 이해가 되지 않았지만 약을 먹고나니 여기 판단과 약이 옳다는 것을 알게되었어요. 환자는 그제서야 이해가 가는지 자리를 일어섰다. 차례를 기다리는 환자들에게 떠밀리다싶이 밖으로 나왔다.

반신반의지만 하도 용하다니깐 그대로 따르기로 했다. 복용한지 보름이 되자 그렇게 심하던 두통과 신경통이 거짓말처럼 사라졌다. 하도 신기해서 기질학자에게 뛰어갔다. 통증이 없어졌는데도 나머지 약을 계속 먹어야 하느냐고 물었다. 대답은 계속 먹으라는 것이다. 왜냐하면 만성적인 허를 보완하려면 계속 복용해야 한다는 것이다.

기질학이 의학과는 전혀 판이하고 만성병을 전문적으로 다스린다는 소문은 꼬리에 꼬리를 물고 널리 퍼져갔다. 암도 고친다는 소문에 암 환자가 나타났다. 그는 폐암(肺癌)이라고 했다. 기질학자는 말했다. 당신은 겨울태생으로서 명문화가 극도로 허약한 때문에 발생한 양기(陽氣)의 극허병(極虛病)입니다. 나타난 증은 암이고 의학적으로는 암세포가 만성화한 것이라고 진단하지만 진짜병은 기부족이 극한상태로서 만신창이가 된 것입니다. 암이란 증위주의 진단이고 기의 극허병이란 원인위주의 진단입니다. 암이 암세포의 탓이라면 항암제로 다스릴 수 있지만 암세포가 근본이 아니기 때문에 항암제로는 다스릴 수 없는 것입니다. 암이란 진단과 극허병이란 판단은 전혀 다르듯이 암을 다스리는 것과 극허병을 다스리는 것은 아주 판이합니다. 암은 현대의학으로서는 난치불치이지만 극허병은 비록 부족하고 허약한 것이 극한상태이지만 보완을 하면 능히 다스릴 수가 있습니다. 당신의 병은 당신이 타고난 천명에 의해서 구체적으로 정확히 분석하고 판단할 수 있습니다. 당신의 천명은 지극히 한냉하고 편고(偏枯)하며 양기가 극도로 허약한 상태로서 보완이 지극히 어려운게 사실이지만 그렇다고 전혀 불가능한 것은 아닙니다. 환자는 기가 막혔다. 병원마다 암이라고 하는데 암이 아니라고 하니 어찌된 까닭일까? 기 부족이 극한 상태인 극허병이라고 하니 과연 그러한 병이 있는것인가? 도무지 이해할 수가 없지 않은가. 하지만 나를 소개한 친구는 분명히 만성병전문가로서 암 치료가 획기적이라고 하지 않했는가. 과연 내병은 암이 아닌 극허병인것인가? 암은 난치불치이지만 극허병은 고칠 수 있다고 했다. 그렇다면 내 병은 고칠 수 있다는 것인가? 그는 곰곰히 생각해 보았다. 아무리 이해하려해도 믿어지지가 않았다. 세상이 다 암이라고 하는데 유독 극허병이라하니 그말을 어떻게 믿을 수가 있겠는가. 그는 황급히 밖으로 나갔다. 그는 다시 돌아오지 않았다. 암이라는 진단이 확실했기 때문이다.

　의학적으로는 암이 분명하듯이 기질학적으로는 극단적인 기허병이 분명했다. 같은 병을 놓고 서로 다른 판단을 하는 까닭은 무엇인가? 의학은 증을 위주로 진단하는데 반해서 기질학은 원인을 위주로 판단했기 때문이다.

　중풍(中風)환자가 찾아왔다. 갑자기 인사불성으로 쓰러진 전형적인 중풍환자였다. 기질학자는 말했다. 나타난 증은 분명히 중풍이지만 진짜병은 만성적 혈허병입니다. 풍을 다스리기에 앞서 만성적 혈허부터 다스려야 합니다. 왜냐하면 이 분은 늦가을 태생으로서 신수와 간혈이 선천적으로 허약한 동시에 만성적이기 때문입니다. 환자의 보호자가 놀란 표정으로 반문했다. 중풍으로 쓰러진 사람을 중풍이 아니라면 어찌됩니까? 천하가 다아는 중풍환자를 만성적 혈허병이라고 하면 누가 그 말을 믿겠습니까? 기질학자는 차분하게 설명을 했다. 나타난 병증은 분명히 중풍이지만 병의 근본은 신수와 간혈의 만성적부족입니다. 나무로 말하면 신수는 지하수이고 간혈은 진액과 같습니다. 지하수가 부족하면 진액도 허약하고 진액이 허약하면 나무가지가 시들고 마비되는 것입니다. 중풍은 일종의 마비병입니다. 원인은 풍이 아니고 혈기부족입니다. 지하수를 보완하면 진액이 회복되는 동시에 시들어가는 가지가 회생할 수 있습니다. 만일 중풍으로 다스리면 신수와 간혈의 보완이 불가능함으로서 사지의 마비가 발생할 수 있습니다. 만성적 혈허병으로 다스리면 혈허가 보완됨으로서 중풍이 완치되는 동시에 마비상태가 발생할 수 없습니다. 중풍환자가 마비상태에 빠지는 것은 중풍의 후유증이 아니고 잘못된 진단과 처방을 하였기 때문입니다. 거듭 말하지만 이분은 중풍병이 아니고 만성적 혈허병이 분명합니다.

　보호자는 전혀 이해할 수 없다면서 서둘러 밖으로 나갔다. 그가 다시 찾아온 것은 몇 달이 지나서다. 좌측다리가 마비상태로 보행이 불가능했다. 여기서 많은 중풍환자가 완쾌되었다는 소식을 듣고 재차 찾아온 것이다. 마비된 다리를 고칠수 없느냐고 했다. 기질학자는 이미 마비된 것은 회복하기가 어렵다고 했다. 환자가 탄식을 했다. 애당초 여기서 시키는대로 했으면 이꼴은 되지않는 것을 공연한 고집으로 병신이 되게 아니냐 여기서는 모든 중풍환자가 마비없이 완치되어나가고 있지 않느냐. 보호자는 쓴쓰레 웃으면서 말했다. 천하가 다아는 중풍이 만성병 혈허병이라는 사실을 이제사 알았지만 이미 저질러진 일을 어찌 하겠습니까. 하지만 엄연한 중풍을 중풍이 아니라면 열에 아홉은

되돌아 갈 것입니다. 환자가 원망스러운 눈으로 말했다. 중풍을 고친답시고 다리병신를 만들어 놓았으니 이럴수가 있느냐.

　기질학은 만성병을 하나같이 증과는 상관없이 혈기부족인 허의 만성병으로 판단하고 다스린다. 증위주로 진단하고 다스리던 의학과는 판이하게 다른 병의 분석이요 판단이며 치병이었다. 터무니 없는 오진이라는 비난이 빗발치고 의학의 이단자란 비판이 거셌지만 환자들은 한결같이 기적처럼 완치되었다고 기질학을 격찬했다.
　의학으로는 불가능한 만성병을 완벽하게 다스리는 것은 기적의 의학이 아니냐고 소문이 파다했다. 의학과 기질학은 모든 것이 대조적이고 판이했다. 우선 환자의 진단이 하늘과 땅차이다. 의학은 환자를 상대로 증을 진단하는데 반해서 기질학은 천명으로 기질을 판단한다. 의학은 환자를 봐야만 병을 판단할 수 있는데 반해서 기질학은 환자를 보지않고 병을 판단하는 것이다. 의학은 나타난 병의 양상으로서 증을 판단하는데 반해서 기질학은 타고난 기질로서 병의 근본인 원인을 밝혀낸다. 증은 한결같이 사기(邪氣)가 왕성한 실(實)인데 반해서 원인은 하나같이 혈기부족인 허다. 의학은 세균과 독소등 실을 사(瀉)하는 처방과 약으로 병을 다스리는데 반해서 기질학은 혈기부족인 허를 보완하는 보혈과 보기위주의 처방과 약으로 병을 다스린다.
　의학은 대학을 나와야하고 의사라야 할 수 있지만 기질학은 대학이 아니라도 공부할 수 있고 의사가 아니라도 병의 판단과 치병에 능통하다.
　대학을 나와야 의사가 될 수 있고 의사라야 병을 진단하고 다스릴 수 있는 의학의 전통과 체제는 뿌리채 흔들릴 수 밖에 없었다. 의학이 다스릴 수 없는 만성병을 전문적으로 다스리는 기질학을 사이비의학이라고 통제하고 규제할 수는 없지않는가. 현대병은 만성병이 압도적이다. 압도적인 만성병환자가 기를 쓰고 선호하는 기질학을 가로막을 장벽은 없지않는가.

의학은 세균과 암세포등 병균을 다스리는게 치병의 대본인데 반해서 기질학은 혈기부족인 허를 보완하고 다스리는게 치병의 대본이다. 의학과 기질학은 병에 대한 개념과 진리가 판이하듯이 병리와 약리가 정반대다. 기질학은 의학의 혁명이 아니고 전혀 새로운 의학이다. 의학이 미처 발견못한 병의 근본을 발견한 것이다.

세균이 득실거리는 질병을 다스리는 의학과 혈기부족으로 허약해진 체력을 다스리는 기질학은 근본적으로 다르다. 무서운 질병을 다스리는 것과 허약해진 체력을 다스리는 것은 극과 극이다. 어느것이 병의 진리냐다. 세균과 암세포가 득실거리는 실이 병의 진리냐 혈기부족으로 발생한 체력의 허가 병의 진리냐. 의학은 단연 실이 병의 진리라고 하듯이 기질학은 단연 허가 병의 진리라고 한다.

과연 어느것이 진리이겠는가? 의학은 병의 증상을 알 수 있으나 원인은 알 수 없다. 기질학은 병의 원인을 알 수 있는 동시에 증상도 알 수 있다. 진리와 병리가 전혀 다른 의학과 기질학은 대립과 반목과 적대관계가 아닌가.

하지만 이는 잘못된 속단이요 오판이다. 병에는 의학이 아니고는 고칠 수 없는 병이 따로 있듯이 기질학이 아니고는 고칠 수 없는 병이 따로 있다. 급성병과 수술등은 의학이 전문이듯이 만성병은 기질학이 전문이다. 의학과 기질학은 병리와 약리가 다를 뿐 병을 고치는덴 불가결의 필수적 의술이다. 의학의 전문분야는 기질학이 할 수 없듯이 기질학의 전문분야는 의학이 할 수 없는만큼 의학과 기질학은 대립적 적대관계가 아닌 대등한 공존관계다. 의학이 다스리지 못하는 만성병을 기질학이 다스림으로서 세인의 이목은 기질학에 집중되는 반면에 의학이 소외되는듯했지만 의학이 기질학을 수용하면서 의학과 기질학은 일원화하는 동시에 의학은 비약적 발전을 하게 되었다.

 만성병도 능히 다스릴 수 있는 만능의학으로 다시 태어나게 됐다. 그것은 필연적이고 다행한 귀추였다.

 기질학이 대학과 의학에서 각광을 받으면서 만성병의 연구와 개발은 본격화하고 급진전했다. 우선 임상과 실험이 가능함으로서 기질학의 진리는 빛을 보게 되었다. 기질학의 당면과제는 만성병을 보다 신속하고 철저하게 다스릴 수 있는 약물의 개발이었다. 만성병의 원인과 다스리는 방도에 대해선 완전무결한 연구와 개발을 한 것이 분명하다.

 문제는 위급한 허를 신속하고 완전무결하게 보완할 수 있는 약물을 어떻게 개발하느냐다 기질학은 처음부터 약물개발에 심혈을 기울임으로서 의학에서 무관심한 양정(陽精)과 음정(陰精)을 개발했지만 임상과 실험이 불가능함으로서 처방과 약물의 개발은 사실상 엄두도 내지 못했다. 만성병의 연구와 개발에 의학과 기질학이 공동으로 참여함에 따라서 만성병을 다스리는 약물과 처방의 연구와 개발도 당연히 공동으로 참여하게 되었다. 혈기를 대량 생산하고 보완을 극대화하는 약물은 이미 개발한 양정과 음정처럼 식물이나 동물이 아닌 광물성에서 본격적이고 대량 개발되었다. 혈기의 보완이 신속하고 완벽한 약물이 개발됨에 따라서 허의 만성병인 성인병을 쉽게 다스릴 수 있는 동시에 허가 극단적인 암도 기적적으로 다스릴수 있게 되었다.

　기질학의 지상과제는 암의 정복이었다. 암의 정복을 완성시킨 것은 기질학의 진리와 더불어 기적같은 신약의 개발이다. 병을 고치는 것은 의학이 아닌 약이라는 진리가 생생하게 입증된 것이다. 기질학은 시종일관 약물개발에 박차를 가하고 심혈을 기울였다. 병을 다스리는 약물이 아니고 혈기를 보완하는 약물을 극대화하는 것이다. 혈기를 탁월하게 보완할 수 있는 약물만 개발된다면 만병을 다스릴 수 있다는게 기질학의 진리요 신념이다.

　의학은 수천년동안 병을 다스리는 약물을 개발했지만 혈기를 보완하는 약물의 개발은 뒷전이었다. 수혈을 통한 보혈이 능사였다. 한약은 하나같이 혈기를 보완하는 보약이지만 처방은 하나같이 실을 사하는게 위주이듯이 약물은 실을 사하는게 위주였다. 혈기를 보완하는게 치병의 대본이란 기치를 내건 것은 기질학이 처음이듯이 한약이 하나같이 혈기를 보완하는 선약임을 발견한 것 또한 기질학이 처음이다. 한약은 자연의 소생으로서 저마다 뛰어난 보혈과 보기의 성능을 가지고 있다. 한약의 성능을 보혈과 보기위주로 집대성할 수 있다면 놀라운 기적을 나타낼 수 있을 것이다.

　기질학이 광물성한약에 눈독을 들이고 집중개발하는 것은 광물성이야말로 무한대의 정(精)을 간직하고 있기 때문이다. 기질학은 언젠가는 만능의 약물이 개발되리라 확신을 하고 있다. 만능의 약물이 개발되면 만능의 의학이 탄생하고 만병통치가 가능하다는 것이다. 그것은 수천 수만의 의사보다도 뛰어난 치병자로서 만병을 정복할 것이다. 의사가 못고치는 난치불치의 병을 능히 다스릴 수 있는 약물이야말로 천하의 성의(聖醫)가 아니겠는가.

　의학은 병이 발생한 연후에야 진단을 하고 손을 쓸 수 있다. 병이 발생하기전에는 병이 나타나지 않음으로서 진단이 불가능한 동시에 아무것도 할 수 없다. 기질학은 인간이 탄생하면서부터 타고난 천명을 통해서 인체설계도를 분석하고 장부를 관찰함으로서 무엇이 병이고 원인인지를 구체적이고 정확히 발견하고 판단함으로서 병의 근원을 사전에 다스릴 수 있다. 봄태생은 태어나면서 허파의 기가 부족하고 그로인해서 만병이 발생함으로서 어려서부터 기를 보완하는 음식과 약물을 집중적으로 섭취토록하듯이 가을태생은 태어나면서 간혈이 부족하고 그로인해서 체력이 허약하고 만병이 발생함으로서 어려서부터 혈을 보완할 수 있는 음식과 약물을 집중적으로 섭취토록 최선을 다한다.

　생명을 유지하는 혈기가 곡식이라면 생명을 위협하는 질병은 잡초와 같다. 잡초는 곡식이 섭취하는 영양분을 가로채고 약탈함으로서 곡식을 허약화하고 병들게한다. 잡초가 자라날때로 자라나면 왕성함으로서 다스릴 수가 없다. 성년이 되고 왕성해진 잡초를 성인병이라 하고 만성병이라고 한다. 의학은 잡초가 성년이 되도록 왕성하게 자라나서 기세가 당당하게 나타난 연후에야 발견할 수 있다. 이미 왕성해진 잡초는 다스리기 어렵듯이 만성화된 성인병은 난치불치한 것이다. 기질학은 잡초가 발생하기전에 어떠한 잡초가 장차 발생할 것임을 미리 예측하고 사전에 대비함으로서 잡초가 발생할 여지가 없다. 설사 발생했다 해도 어린 잡초는 쉽게 다스릴 수 있음으로서 자라날 수 없다.

　여름태생은 어려서부터 신수를 보완하는 약물을 음식처럼 복

149

용시킴으로서 신수가 왕성해지는 동시에 신수부족이 발생하지 않음으로서 허에서 자생하는 잡초와 질병은 발생할 수 없다. 혈기부족인 허는 절대적이 아니다. 보완하면 자취를 감추고 설땅이 없는 것이 허다. 허를 보완하는 약물은 혈기를 생산하고 건강을 유지하는 식품으로서 건강식품이라고 한다.

　세균과 독소를 공격하고 추방하며 다스리는 치병제의 약물과는 전혀 다르다. 약물개발에 정성을 다하는 기질학은 기질위주의 건강식품을 집중적으로 개발함으로서 어린이는 저마다 건강식품을 풍부하게 섭취할 수 있다. 건강식품은 선천적인 허를 집중적으로 보완함으로서 허를 사전에 다스리는 동시에 허에서 발생하는 질병과 잡초를 완벽하게 예방할 수 있다. 기질학이 꽃을 피우면 건강식품도 꽃을 피움으로서 인간은 태어나면서 타고나는 허를 뿌리채 다스리는 동시에 성인병과 암을 완전무결하게 철저히 예방할 수 있다.

　생명을 갈가먹는 잡초가 발생할 수도 자라날 수도 없음으로서 성인병과 암은 싹조차 나타날 수가 없다. 의학은 만성병의 원인조차 발견할 수 없음으로서 만성병을 예방한다는 것은 생가조차 할 수 없다. 기질적인 허는 태어나면서 발생하고 자라나듯이 허에서 발생하는 잡초와 만성병은 태어나면서 자생하고 마음놓고 자라나서 마침내 난치불치의 고질적인 성인병 내지 암으로 뿌리를 내리고 생명에 치명적인 위험과 박해가 되는 것이다. 의학이 만성병의 원인을 발견하지 못하는한 만성병은 전혀 예방이 불가능하듯이 의학과 인류는 만성병앞에 불가항력일 수 밖에 없다.

　만성병은 수천년동안 무적의 악마처럼 설치고 판을치면서 인류의 생명과 건강을 무자비하게 짓밟고 유린했으며 그것은 무한정 계속되고 있다. 만일에 기질학이 탄생하지 않했다면 만성병은 영원히 기고만장하게 설치고 판을 치면서 인류의 생명을 닥치는대로 파괴하고 앗아갈 것이다.

　기질학의 탄생은 만성병에겐 치명적인 비극이었다. 기질학은 만성병의 모든 것을 발견함으로서 뿌리채 다스릴 수가 있었다. 성인병과 암의 근원을 태어나면서 예방하고 말살함으로서 발생하고 자라날 여지가 없다. 성년이된 만성병은 천하장사로서 난치불치이지만 이제 막 태어나는 만성병은 지극히 허약하고 무기력하다. 혈기를 보완하는 건강식품만 섭취해도 허가 발생할 수 없듯이 허에서 태어나서 허를 먹고 사는 잡초와 만성병은 아예 나타날 수가 없다.
　기질학은 만성병의 소지부터 근절함으로서 지구상에서 영원히 추방할 수 있는 것이다. 수천년동안 유아독존격으로 군림하고 살기가 등등하던 만성병을 발본색원하고 박멸할 수 있다는 것은 인력으론 불가능한 기적인 동시에 영원한 악마로부터 인류를 해방시키고 구제한 구제주가 아니겠는가. 기질학은 의학으로는 불가능한 만성병을 정복하는데 성공함으로서 성인병과 암의 공포는 능히 물리치고 다스릴 수 있게 되었다.

　다양하고 변화무쌍한 병증을 위주로 진단하고 처방하며 다스리는 의학은 지극히 전문적이면서 어렵고 까다로운 학문이요 지식인 동시에 수천년을 연구하고 개발해도 끝이 없고 미완성이다.
　인간의 질병은 날이 갈수록 늘어만가고 악성화 하지만 의학은 고전적이고 전통적인 의술을 탈피하지 못하고 있다. 환자들은 새롭고 확실한 만능의학을 갈망하고 있지만 의학의 진도는 지극히 전통적이고 보수적이다. 인간의 수명은 길어봤자 100년내외다. 그중엔 질병으로 몸부림치고 발버둥치는 불행한 인생이 허다하다. 만성병에 걸렸다하면 살아남기 힘들다. 아주 젊은 나이에 병으로 죽어가지만 현대의학으로는 어쩔도리가 없다. 질병이야말로 인간의 생명을 앗아가는 가장 무서운 최대의 적이라 하겠다.

질병을 물리칠 수 있는 유일한 방패는 의학이지만 인간이 개발한 의학으론 역부족이다. 인류는 총을 든 적을 방어하기 위해선 천문학적 돈을 물쓰듯 쓰면서 총보다 무서운 질병을 방어하는덴 인색하기 짝이 없다. 대학과 병원과 의사가 쥐꼬리만한 예산으로 연구와 개발을 전담하고 있는 형편이다. 무적의 질병을 근치할 수 있는 의학의 개발은 백년하청격이다.

질병으로 쓰러지고 죽어가는 인생을 구제하려면 회천적인 의학이 개발되어야 한다. 지구상엔 수억의 환자들이 애타게 구제의 손길을 기다리고 있다. 과연 질병을 물리칠 수 있는 만능의학은 불가능한 것인가.

기질학의 탄생은 천지개벽같은 기적이라해도 과언은 아니다. 의학으로는 불가능한 악성질병을 다스릴 수 있는 새로운 의학과 의술을 개발한 것이다. 기질학은 진리가 간단함으로서 누구나 쉽게 배울 수 있고 일사천리로 완성하는 동시에 능통하게 병을 다스릴 수 있다. 전문적이고 직업적인 의학과는 달리 지극히 상식적이고 대중적인 의술이다. 기질학의 입문과정인 천명의 기초과정에서 전문과정 내지 대학과정을 불가 120시간만에 완성할 수 있는 동시에 천명으로 인체와 장부를 분석하고 기질위주의 병리와 약리를 완성해서 치병할 수 있는 과정이 90시간이다.

반년내지 일년이면 기질학에 능통한 동시에 임상과 실험까지 할 수 있다. 의학은 대학에서만이 공부할 수 있지만 기질학은 기질연구원에서 공부하고 능통하면 기질학자 내지 기질사(氣質師)가 될 수 있다. 기질사는 천명과 기질에 능통함으로서 환자가 나타나면 운명과 질병을 동시에 분석하고 판단한다. 인명은 재천이라고 인간만사와 만병을 지배하고 다스리는 것은 타고난 운이다. 왜냐하면 인간만사와 만병은 하나같이 운기의 조화이기 때문이다. 운이 중화되고 안정돼야만 만사가 형통하고 순탄할 수 있다. 운이 편중되고 불화하며 불안정하면 만사가 불성이고 파란만장하다. 병이 양성(良性)이냐 악성(惡性)이냐는 운으로 판단한다. 운이 좋으면 양성이고 운이 나쁘면 악성이다. 운이 나쁘면 병을
다스리기가 힘들다. 마치 절벽강산에 부디친 수레와 같다.
　운이 좋으면 질병은 쉽게 다스릴 수 있다. 의학은 질병은 알아도 운은 전혀 모른다. 운과 질병은 불가분의 하나다. 운을 알면 질병은 저절로 알 수 있다. 운은 음양오행의 조화이듯이 질병 역시 음양오행의 조화다. 음양오행은 진리가 있듯이 운과 질병은 진리가 있다. 천명과 기질학은 진리가 획고부동함으로서 오판이나 실수가 없다. 무엇이 허하고 병이며 원인이고 약인지를 일사천리로 판단할 수 있다.
　기질학이 성숙하고 만발하면 기질학시대가 활짝 열린다. 기질학시대가 오면 기질학은 보편화하고 대중화함으로서 새로운 시대와 역사가 창조될 것이다. 우선 전문적이고 직업적인 의학보다는 상식적이고 개방적인 기질학이 각광을 받을 것이다. 기질학의 기본인 음양오행의 진리는 철학의 꽃으로서 활짝 개화되는 동시에 천명의 진리 또한 철학의 핵심으로서 상식화하고 대중화

할 것이다. 전문적이고 직업적인 중국점술이 설땅이 없음으로서 자연 도태되는 동시에 귀신타령과 미신 역시 자취를 감출 것이다.

운과 의학에 능통한 기질학자는 만인의 운과 질병을 정확히 분석하고 판단함으로서 행운과 건강의 길잡이가 될 것이다. 자고로 의복(醫卜)에 능한자는 성현이라 했다. 기질학자는 현대판 성현으로서 만인의 사표가 되고 선각자로서 존경을 받을 것이다. 기질학이 대중화되면 저마다 내점은 내가치고 내병은 내가 다스릴 수 있음으로서 순리적이고 평화로운 삶을 누릴 수 있다.

허욕과 과욕으로 폐가망신하는 절망적인 비극과 불행이 있을 수 없는 동시에 무리한 과로와 과음과색으로 건강을 해치고 생명까지 잃는 타락과 자포자기는 없을 것이다. 천명은 운명의 설계도이자 인체의 설계도로서 운과 질병을 사전에 예고하고 조명하는 천리안이다. 천명에 능통한 기질학자는 행운을 개척할 수 있듯이 불로장수할 수도 있다. 행운이란 요행이나 벼락부자가 아니다. 절망과 비극과 불행의 함정과 유혹에 빠지지 않고 바르고 안전하며 평화롭게 사는게 행운이다.

운을 알면 무엇이 찬스이고 함정인지를 척척 판단함으로서 찬스를 놓지지 않는 동시에 함정에 빠지지 않는다. 부귀보다는 생명과 건강을 소중히 생각하고 순리와 절제와 섭생을 즐기며 불로장수할 수 있다. 기질학의 성경은 인체설계도다. 세계의 의학과 과학이 억만금을 가지고도 발견못하는 인체설계도를 단한푼의 지원도 받지 않고 개인의 연구실과 머리에서 발견하였다는 것은 마치 개천에서 용(龍)이 나온것처럼 뜻밖의 기적이 아닐 수 없다. 인체설계도는 조물주가 인체를 창조한 극비의 문서요 설계도로서 인체를 해부하고 분석하는데 새로운 진리를 밝혀주었다.

　세균과 독소를 공격하고 추방하는 약물은 하나같이 적을 살상하는 총알과 같다. 만에 하나라도 오판과 실수를 하는 경우엔 치명적인 비명횡사를 할 수 있다. 병으로 죽는 환자가 하나면 약으로 죽는 환자가 아홉이라는 속담이 있듯이 약 때문에 억울하게 비명횡사하는 비극이 비일비재하다.

　인체설계도에 의해서 발견한 혈기부족을 다스리는 기질방은 하나같이 혈기를 보완하는 건강식품으로서 생명을 살상하는 오발탄이란 있을 수 없다. 혈과 기는 음과 양으로서 상생관계이듯이 혈이 허하면 기도 허한 것이 정상이다. 혈허병이라고해서 혈만 부족한게 아니다. 혈이 없으면 기가 의지할 수 없으니 혈허하면 기도 당연히 허하다. 혈을 보완하려면 기도 보완해야 한다.
　문제는 무엇이 원인이냐는 것이다. 병을 다스리려면 원인부터 다스려야함으로서 원인이 혈허냐 기허냐를 발견하는 것은 치병의 선행조건이다.
　가을태생처럼 간혈이 부족하고 허약한 기질은 보혈이 급선무요 치병의 대본이다. 혈을 보하면 기는 저절로 보완된다. 왜냐 기에서는 혈이 자생하듯이 혈에선 기가 자생하기 때문이다. 보혈 즉 보기다. 기질방은 혈기를 보완하는 것이 기본이요 전부로서 복용하면 혈기가 보완되고 왕성해진다. 먹으면 먹을수록 힘이 나고 체력이 왕성해지는 것이 기질방이다.
　한방은 병이 발생한 경우에만 복용한다. 적이 없는데 총을 쏠 수는 없기 때문이다. 기질방은 태어나면서부터 평생을 즐겨 복용할 수 있다. 왜냐 혈기는 부족할지언정 과잉상태는 있을 수 없기 때문이다. 약이라고 하지만 혈기를 생산공급하는 기질방은 체력을 보완하는 건강식품으로서 음식과 다를바 없다. 무엇이 허하고 약하며 무엇을 보완하는지도 모르고 덮어놓고 먹기만하면 몸에 좋다는 건강식품과는 하늘과 땅차이다. 기질방은 기질위주의 건강식품이기 때문에 기질에 따라서 약물이 전혀 다른 동시에 상복하면 반드시 혈기가 보완되고 체력이 왕성함으로서 건강을 회복하고 유지할 수 있다.

의학과는 거리가 먼 상품위주의 건강식품은 자칫하면 얻는 것보다도 잃는 것이 많은데 반해서 인체설계도에 의해서 개발된 기질위주의 건강식품은 100% 보약이요 선약으로서 다다익선이다. 기질학자는 병원이 아닌 기질연구원에서 기질위주의 병분석과 판단을 하고 기질위주의 건강식품으로서 치병을 한다.

기질방은 사향이니 웅담이니 녹용이니 하는 고가품은 쓰지않는다. 값이 싸고 흔하면서 혈기를 대량생산하는 식물성과 광물성을 위주로 처방한다. 비싼 약이라야 명약(名藥)이라는 말은 기질방에선 통하지 않는다. 약의 가치는 혈기생산량과 정비례한다. 왜냐 약은 병을 치는 총알이 아니고 혈기를 보완하는 선약이기 때문이다. 한방에선 병마를 잘 공격하는 약이 으뜸인데 반해서 기질학에선 혈기를 잘 보완하는 약이 으뜸이다. 공격적인 약물은 극약으로서 위험천만인데 반해서 혈기를 보완하는 약물은 선약으로서 애지중지한다.

기질학은 병의 분석과 판단을 인체설계도가 도맡아 자동적으로 함으로서 진단이니 해부니 검사니 하는 것은 용어조차 없다. 필요한 것은 허를 보완하는 약물을 최대한 개발하는 것이다. 약의 개발에 총력을 기우리는 기질학은 혈기를 왕성하게 보완하는 동시에 만병을 뿌리채 근절하는 만능약을 개발하는데 비약적인 발전을 거듭한다.

　의학적인 병은 증이 위주로서 천태만상이듯이 약물도 천만가지이지만 기질학적 병은 혈기부족인 허가 기본이요 전부로서 약물역시 혈기를 보완하는게 기본이요 전부다. 혈기를 능동적으로 보완하는 약물은 치병도 능동적이듯이 혈기보완이 만능인 약물은 치병도 만능이다.

　만능의 약물이 개발되면 성인병과 암도 쉽게 정복하고 근치할 수 있다. 성인병과 암이 난치불치한 것은 의술의 미완성이나 무능보다도 약물의 미완성과 무능 때문이다. 약물이 만능이면 난치불치란 있을 수 없다. 인체설계도는 완벽한 만능의안(萬能醫眼)이지만 병을 다스리는 것은 의술보다도 약물이다.

　만능약물이 개발되면 만능의안과 더불어 만병을 통치할 수 있다. 인체설계도는 병이란 병은 모조리 밝혀낼 수 있듯이 만능약물은 병이란 병은 모조리 다스릴 수 있다. 의학은 병을 다스리는게 지상과제인데 반해서 기질학은 병을 예방하는 동시에 병이 없는 사회를 만드는게 지상과제다. 인간은 태어나면서 인체설계도에 의해서 천부적인 질병을 정확히 판단하는 동시에 기질위주의 건강식품으로 사전에 예방하고 왕성한 체력과 건강을 유지함으로서 만병을 근원적으로 발본색원할 수 있다.

　병이 발생한 연후에 허둥지둥 병원을 찾거나 병이 만성화되어서 중태에 빠지는 만성병환자는 거의 찾아볼 수 없다. 기질학이 대중화되면 내 병은 내가 알 수 있고 사전에 완벽하게 예방함으로서 돌발적인 발병이나 이미 만성화된 질병이란 있을 수 없다. 기질학이 상식화된 기질학시대엔 의학과 의술이 상식화됨으로서 질병은 설치고 판을 칠 수가 없다.

　나타났다하면 만능약물에 치명타를 당함으로서 살아남을 수가 없다. 의학시대엔 병이 불가항력으로 인류를 위협하고 인명을 멋대로 앗아가지만 기질학시대엔 질병이 설 땅이 없다. 만능의안과 만능약물이 판을침으로서 병마는 나타날 수가 없다. 질병이 없는 세상엔 의약도 있을 수 없다. 병원마다 환자로 문전성시하는 의학시대와는 달리 기질학시대엔 병원처럼 한산한 직장은 없을 것이다. 만일에 대비해서 병원과 의사와 약은 있지만 환자는 좀채로 구경할 수가 없다. 질병이 없다는 것은 의학과 약이 만능이고 예방이 철저한 때문이다. 질병은 결코 불가항력은 아니다. 병보다 의술과 약이 압도하면 병은 사라질 수밖에 없다. 병이 없는 건전한 세상! 그것이 바로 기질학의 지상과제인 동시에 기질학시대가 될 것이다.

 기질학은 이제 겨우 열살안팎의 어린이다. 아직 이름조차 없는 풋내기로서 의학의 통제와 규제에 의해서 꼼작도 할 수 없는 발신불수의 식물인간처럼 명맥만 겨우 유지할 따름이다. 그 꼼사동이 기질학이 개방되고 임상과 실험이 본격화되어서 꽃을 피우고 기질학시대를 맞이하려면 기질학은 어떠한 시련과 수난에도 불사조처럼 살아남을 것이다.

 의학과 법은 기질학은 박해해도 인체설계도를 부인하거나 학대할 수는 없다. 그것은 세계적인 의학과 과학이 혈안으로 찾고 있는 만능의안이다.

 법은 기질학의 치병을 엄격히 금지하고 있다. 만성병과 기질학사이에 넘어갈 수 없는 법의 장벽이 가로막고 있다. 기질학이 만성병을 다스리려면 임상과 실험이 필수이지만 법 때문에 불가능한 상태다. 기질학은 만성병을 정복하는데 확고부동한 진리를 가지고 있다. 만성병환자가 기질학의 진리를 안다면 어찌될까?

 수백만의 만성병환자는 기질학의 치병을 간절히 원할 것이다.

기질학을 원하는 만성병환자는 생과 사의 갈림길에서 기질학의 개방을 절규할 것이다. 법은 절대 다수의 만성병환자를 외면할 수 없듯이 기질학을 영영 외면할 수는 없을 것이다. 법 때문에 태어나자마자 반신불수가 된 꼽사동이 기질학은 법의 개방과 더불어 여의주를 얻은 청룡처럼 천지를 진동할 것이다.

기질학은 태어나면서 법의 사슬에 손발이 묶여있지만 머리만은 정상적으로 가동하고 있다. 만성병을 다스리는데 필요한 기본적인 원리는 논리정연하게 정립하고 있다. 법의 사슬에 묶인 손발이 풀리고 기질학이 개방되는 순간 인체설계도는 태양처럼 전세계의 이목을 집중시키고 열광적인 환영을 받을 것이다.

전세계가 천문학적 돈과 인력으로 찾고있는 인체설계도가 한국의 무명인에 의해서 태어난 것은 기구한 운명인지도 모른다. 하지만 성자(聖者)는 마굿간에 태어나도 성자이듯이 진리는 어디에서 태어나도 진리임에는 틀림이 없지않은가. 인체설계도는 이제 막 태어난 옥동자이지만 그 진리와 능력은 무한대다.

인체설계도는 천명마다 다르다. 인체설계도는 인체의 모든 것을 거울처럼 조명하고 분석하며 판단한다. 인체설계도를 작성하고 판단하는덴 5분내지 10분이면 족하다. 의학은 병을 백가지 천가지로 분류하지만 인체설계도는 병을 혈허와 기허 두가지로 분류한다.

당뇨니 고혈압이니 암이니 하는 병명을 전혀 쓰지 않는다. 그 이유는 무엇인가 인체설계도는 말한다. 인간은 연못의 물고기와 같다. 물고기는 물을 먹고 살 듯이 인간은 혈기를 먹고산다. 연못에 물이 풍족하면 물고기는 생기가 넘치고 건전하다. 가뭄으로 연못의 물이 줄어들고 부족하면 물고기가 야단법석이다. 송

사리가 뛰는가 하면 붕어가 뛰고 미꾸라지가 뛰는가하면 메기와 가물치도 뛴다. 뛰는 고기에 물을 주면 가만히 있지만 얼마안되서 다시 펄떡거린다. 물을 달라는 몸부림이다. 그와같이 인체에 혈기가 부족하면 두통 신경통등 온갖 병이 발생한다. 뛰는 물고기는 저마다 이름이 다르듯이 발생하는 병은 저마다 이름이 다르다. 물의 부족이 늘어나면 그만큼 물고기는 날뛰고 발버둥치듯이 혈기부족이 늘어나면 그만큼 병과 통증은 심하고 견딜 수가 없다. 날뛰는 물고기는 여러가지이지만 원인은 한가지다. 물이 부족한 때문이다. 물을 대량 공급해서 풍족해지면 어찌되겠는가?

물고기는 저마다 활기를 되찾고 조용해진다. 다시는 날뛰고 몸부림치지 않는다. 그와같이 부족한 혈기를 대량 공급하고 보완하면 허는 사라지듯이 허에서 발생한 갖가지 병들은 씻은 듯이 사라진다. 인체설계도는 병의 근본인 원인을 자동적으로 밝혀준다. 백가지 처방과 약으로도 다스릴 수 없는 만성병을 단 한가지 처방으로 거뜬히 완치할 수 있는 것이다.

서양의학과 과학이 인체설계도를 발견하기 위해서 천문학적 돈과 인력을 아낌없이 투입하는 것은 당연하다. 그들은 인체의 세포와 유전자와 게놈을 개발하면 인체설계도를 발견할 수 있다고 믿고 있다. 만일 인체의 주성분이 세포와 유전자와 게놈이라면 그것은 현명한 판단이고 능히 설공할 수 있다. 하지만 조물주가 인체를 창조한 것은 세포나 유전자나 게놈이 아니고 음양오행의 운기다. 오행의 진리를 모르는 서방의학과 과학이 오행으로 창조된 인체설계도를 발견할 수는 없다.

인체설계도를 찾고있는 게놈사업은 15년을 기약으로 10년째 추진하고 있지만 성공할 가능성은 없다. 인체설계도를 발견하는 덴 음양오행과 더불어 천명이 필수 조건이다.

　천명을 전혀 모르는 의학과 과학이 인체설계도를 발견할 수는 없다. 게놈사업은 틀림없이 실패하고 헛수고로 끝날 것이다. 그들이 애써 찾고있는 인체설계도를 한국의 무명인이 완전무결하게 발견한 사실을 알면 어찌될까. 그들은 기절초풍을 할 것이다. 인체설계도를 구경하기 위해서 세계적인 의학자와 과학자들은 한국으로 앞을 다투어 올 것이다. 한국은 인체설계도를 축하하기는커녕 비의학이요 비과학이라해서 법의 사슬로 꼼작달삭 못하도록 꽁꽁 묶어놓고 있다.

　전세계인 앞에 내놓을 수 있는 인체설계도는 사슬에 묶인 반신불수의 꼽사동이다. 과연 세계인이 그 꼴을 보면 어찌될것인가? 인체설계도는 태어나서는 안될 곳에서 태어낳는지 모른다. 서방에서 태어낳던들 대학에서 태어낳던들 인체설계도는 오늘처럼 기구하고 초라한 모습으로 천신만고의 수난은 겪지않을 것이다. 하지만 세계인의 이목에 발견되는 순간 인체설계도는 지상최대의 거인으로서 폭발적인 각광을 누릴 것이다.

장수공부(長壽工夫)

사람은 누구나 오래살기를 원한다. 늙고 병들어도 죽기를 원하는 사람은 없다. 오래산다고해서 행복한 것은 아니다. 산다는게 고생인줄 알면서도 그래도 살아남기를 원하는 것이 인지상정이다. 대체 인간은 얼마를 살 수 있는것인가? 옛날 동방삭이는 삼천갑자를 살았다고 한다. 현실적으로 백세를 살면 장수에 속한다. 인간이 어머니 뱃속에 잉태하면서 출생하고 자라나며 늙고 죽어가는 과정의 운기를 십이운성(十二運星)이라고 한다. 한 운기마다 10년을 헤아리니 십이운기를 거치려면 120년이 걸린다. 인간이 태어나는 시점을 장생(長生)이라한다. 장생이란 출생을 의미한다. 장생에서 무덤인 묘(墓)까지 이르는데 꼭 100년이 걸린다. 인간이 100세를 살 수 있는 것은 타고난 천수로서 정상인지도 모른다. 옛날엔 70이면 고래희라해서 고희(古稀)라고 한다. 지금은 70은 보통이고 노인측에도 들지 못한다. 80이 보통이고 90이라야 고희라 할 수 있다.

그만큼 인간의 수명은 크게 늘어나고 있다. 의학은 아직 장수를 개발할 단계는 아니지만 약의 개발이 발전하면 장수를 개발할 가능성은 많다. 현단계로선 장수학이니 장수의학이란 없다. 모르는 것을 배우는 것을 공부라고 한다. 장수는 하고싶지만 그 방법을 알 수 없는게 현실이다. 어떻게 하면 장수 할 수 있을 것인가. 그 방법을 알고싶은게 바로 장수공부다.

사람이 타고난 수명의 근원을 수원(壽源)이라고 한다. 수명은 생명의 년한(年限)을 말한다. 생명을 유지하는 것은 혈기이고 혈기를 생산공급하는 근원은 신수와 명문화다. 신수는 기름인 정(精)이고 명문화는 기름을 연소해서 에너지를 생산하는 발전소다. 발전소가 에너지를 생산할 수 있는 것은 기름과 정비례하는 만큼 생명의 수명을 지탱하는 것은 신수의 정이라하겠다. 정이 왕성하면 오래오래 장수할 수 있는데 반해서 정이 허약하면 오래살 수 없이 단명할 수 밖에 없다. 인명은 재천이라 했다. 이는 수명은 타고나는 것이니 인력으로는 어쩔 수 없다는 것이다.

　수명의 근원인 정이 왕하냐 허하냐는 의학적으로는 전혀 알 수 없지만 타고난 천명과 인체설계도로는 쉽게 알 수 있다. 신수의 정은 오행상 수(水)에 속한다. 수(水)는 겨울에 왕하고 여름에 허하다. 겨울은 북방에 속하고 여름은 남방에 속한다. 열대지방인 남방인 보다는 한대지방인 북방인이 단연 장수하듯이 여름태생보다는 겨울태생이 장수하는게 사실이다. 하지만 물은 불을 떠나선 살 수 없는 것이 음양의 법칙이듯이 물과 불은 정비례한다. 물이 왕성하면 불도 왕하고 물이 허하면 불도 허하다.

　겨울태생은 물이 압도적으로 왕하지만 불 없이는 살 수 없음으로서 타고난 화(火)의 운기가 허약하면 물도 허약해진다. 겨울태생이 병이 많은 것은 상생하는 불이 허약한 때문이다. 비록 물은 왕성하지만 불이 허약하면 어려서부터 허약한 상태이고 병이 많으며 오래 살 수가 없다. 겨울태생이 불을 많이 타고나면 어려서부터 건강하고 무병하며 아주 오래오래 장수할 수 있다. 여름태생은 선천적으로 불은 왕성하지만 물이 허약하다. 물이 허약하면 불도 무기력해서 어려서부터 허약하고 병이 많으며 장수하기가 힘들다.

　여름태생이 물을 많이 타고나면 어려서부터 건강하고 무병하며 오래오래 장수할 수 있다. 수명의 근원은 물과 불이듯이 물과 불이 중화(中和)되면 건강하고 장수하는데 반해서 물과 불이 편중하거나 불화하면 병이 많고 허약하며 단명할 수 밖에 없다. 이는 수명의 기본적인 철칙이라 하겠다. 음수양화(陰水陽火)로 구성된 수원(壽源)이 왕하면 장수하고 허약하면 단명하는게 천명의 원리다. 하지만 음과 양이 상대적이듯이 수명은 절대적이 아니다.

수원이 왕하다해도 소비가 과다하면 오래 지탱할 수 없듯이 수원이 허하다해도 소비가 과소하면 오래 살 수 있는 것이다. 수원인 정의 소비는 다양하다. 첫째는 색(色)이요 다음은 정신적 물질적 욕망이다. 색과 욕망은 본능이다. 색은 정과 정비례한다. 정이 왕해야 색이 왕하듯이 색이 과하면 정의 소비가 과하다.

워하는 것을 얻으려면 정신과 육신이 움직여야 한다. 욕망이 크면 정신과 육신의 소비가 많아진다. 정을 가장 많이 소비하는 것은 과색(過色)이고 다음은 과음(過飮) 과식(過食) 과로(過勞)다. 인간을 가장 즐겁게 하는 것은 주색(酒色)과 향락(享樂)이다. 주색과 향락은 일시적이고 순간적이지만 정의 소비는 막대하다. 옛날 왕후(王侯)들은 주색이 다반사였다. 지출이 과다한만큼 수명이 단명했다.

현대사회엔 왕후는 없지만 주색과 향락은 여전하다. 황금만능 사회에선 돈만 많으면 얼마든지 주색과 향락을 즐길 수 있다. 일시적인 주색과 향락은 흔히 있을 수 있는 체험이다. 문제가 되는 것은 장기적인 과색이다. 년로하면서 아주 젊은 여인과 동거하는 것은 대표적인 과색이라 하겠다. 그 결과가 어떠한 것인지 실례를 살펴보자

갑(甲)은 왕성한 건강인이었다. 중년에 상처를 당한 후 20세 연하의 여인과 동거를 하면서 무척 행복해 보였으나 몇년이 못되어서 갑자기 병이 생기고 노쇠함이 두드러지더니 골수암으로 죽었다. 신수가 탕진된 것이다. 을(乙)은 무척 정정한 노인이었다. 30세 연하의 여인과 열정적인 사련을 하면서 2년이 못되어서 쓰러지고 황천객이 되었다. 지나친 과색으로 몸을 망치고 끝내는 모든 것을 잃어야 했다.

정(精)은 자동차의 기름과 같다. 기름은 얼마든지 보충할 수 있지만 정은 단 한번 타고날 뿐이다. 차가 과속을 하면 기름은 쉽게 소모되듯이 사람은 과색을 하면 정을 쉽게 탕진한다. 기름이 떨어지면 차는 움직일 수 없듯이 정이 탕진되면 사람은 살아남을 수 없다. 기름을 아끼면 차는 오래 달릴 수 있듯이 정을 아끼면 수명은 오래 지탱할 수 있다. 정을 과소비하는 것은 과음과 과식과 과로다. 순도가 높은 술을 미주(美酒)라 하듯이 기름기가 많은 음식을 미식(美食)이라 한다. 미주와 미식은 과음과 과식을 하기 마련이다. 술과 기름기는 체내의 에너지를 과다하게 소모함으로서 급기야 정의 과소비를 가져온다.

막걸리는 농주라 해서 곡주가 많다. 막걸리를 과음하는 경우는 드물다. 채소는 기름기가 없다. 채식은 아무리해도 부담이 되거나 해롭지는 않다. 미식과 미주를 즐기는 도시의 노인보다 탁주와 채식을 즐기는 농촌의 노인이 무병하고 건강한 까닭은 먹고 마시는데 소모되는 자체 에너지가 훨씬 적기 때문이다. 과음도 과식도 하지 않으니 탈이 없고 병이 없는 것이다. 과색 못지 않게 정력을 소모하는 것은 과욕과 과로다.

물질적인 탐욕과 과욕과 허욕은 정력을 무절제로 과소비 하듯이 정신적인 야망과 집념과 번뇌는 정력을 쥐어 짜듯이 소모한다. 돈을 벌고 출세를 하기 위해선 수단과 방법을 가리지 않고 분발을 하고 노력을 해야 하지만 그로인한 정력의 소모는 대단한 것이다. 부귀영화를 누리고 즐길만하면 갑자기 발병을 하고 발버둥치다가 비명횡사를 한다.

외형적으론 억만장자가 되었지만 내면적으로는 생명의 근원인 정이 탕진된 것이다. 써보지도 못할 돈을 산더미처럼 벌어놓고 공수래 공수거할 생각을 하면 기가 차고 허무하기짝이 없지만 자업자득이니 어찌하겠는가? 어느 거부는 중년나이에 죽는 것이 하도 원통해서 의사에게 내 병을 고쳐주면 재산의 반을 주겠다고 하소연을 했지만 헛수고였다. 돈이란 살아서 필요한것이지 죽어서는 아무 쓸모가 없는 것이다.

인생이 살면 얼마나 살고 돈이 필요하면 얼마나 필요하겠는가. 살기 위해서 돈을 버는 것은 당연하다. 하지만 백년도 살기 어려운 인생이 천년이고 만년이고 살 수 있는 돈을 번다는 것은 과욕이요 허욕이라기 보다 부질없는 과로인 것이다. 이는 10톤 차에 백톤 천톤을 싣고 발버둥치는 것과 똑같다. 돈 때문에 사는게 아니고 돈 때문에 죽는 것이다.

돈은 만능이지만 생명을 연장시킬 수는 없다. 진시황(秦始皇)은 천하의 부귀를 가지고도 불로초를 구하지 못해서 40에 객사를 했다. 그가 단명한 것은 천명이 아니고 지나친 과색과 과욕과 과로로 인한 정력의 과소비 때문이다. 노자(老子)는 부귀영화를 멀리하고 자연을 즐겼기 때문에 천수를 누릴 수 있었다. 천금만금 보다도 수명이 소중함을 깨우치는 것은 늙고 병들어서다. 늙으면 주색과 향락이 불가능하다. 밥을 먹을 수 있는것만도 감지덕지다.

소원은 단한가지 병으로부터 회생하는 것이다. 하지만 난치불치의 만성병을 다스릴 수 있는 의약은 없다. 천금만금이 아무 쓸모가 없는 것이다. 그제서야 지난날의 과욕과 과로를 천만번 후회하지만 아무 소용이 없다.

　억만장자가 됐게 아니고 스스로 명을 단축하고 무덤을 판 것이다. 돈보다도 생명과 건강을 소중하게 아꼈던들 이지경은 되지 않했을 것이다. 인생은 늙어서야 철이 난다고 한다. 하지만 철이 날땐 이미 모든 것은 끝이 난 것이다.

　사람은 물고기를 낚시질하듯이 조물주는 인생을 낚시질한다고 했다. 조물주의 낚시밥은 돈과 벼슬이다. 낚시밥에 물린 물고기는 살아 도망칠 수 없듯이 낚시밥에 걸려든 인생은 평생 벗어날 수가 없다. 돈과 벼슬은 인간을 장님으로 만들고 아편중독자처럼 중독환자로 만든다. 그것이 낚시밥이라고는 전혀 깨닫지 못한다. 늙고 병들고 죽음에 임박해서야 비로소 잘못된 탐욕이요 과욕였음을 뉘우친다. 조물주의 낚시밥이라고는 끝내 모른채 낚시밥의 제물(祭物)이 되는 것이다. 돈과 벼슬이 낚시밥이라는 것은 철학이요 진리다. 철학을 하지 않고는 진리를 알지못하고는 그것이 낚시밥인줄은 깨닫지 못한다.

　철학은 공허하지만 한줄기 빛이 있어서 눈을 뜨게하는 개안(開眼)을 하고 진리는 허무하지만 우렁찬 소리가 있어서 대각(大覺)을 할 수 있다. 개안할 수 있는 철학과 대각할 수 있는 진리는 조물주의 화신인 천명이 처음이다. 천명에 능통하면 조물주와의 대화가 열린다. 조물주의 율법은 간단하면서 단호하다. 낚시밥에 걸린 탐욕자는 가차없이 낚아채고 평생동안 자유자재로 희롱한다. 성공과 실패를 반복하면서 악착같이 물고늘어지는 게 탐욕자들의 필사적인 집념이요 과욕이다.

돈과 벼슬의 미끼는 누구나 탐욕한다. 절대적인 마력을 가진 것이 돈과 벼슬이다. 하지만 천명에 능통한 개안자와 대각자는 낚시밥을 알아차리고 경계하고 멀리한다. 조물주는 만능이지만 물지않는 인간을 낚아채고 희롱할 수는 없지 않는가. 돈과 벼슬을 모르는 인생은 청빈(淸貧)하지만 마음만은 풍요하고 평화로우며 일생을 안심입명(安心立命)할 수 있다.

사람은 감정의 동물이라고 한다. 화가나면 감정이 폭발해서 제정신이 아니다. 어떤 사람은 살림을 닥치는대로 부수는가하면 폭음을 하고 난동을 부린다. 화가 치밀으면 폭력과 흉기를 휘두르고 닥치는대로 분풀이를 한다. 분노가 폭발하면 살인까지 저지른다. 살인을 하면 나도 죽는다. 남도 죽이고 나도 죽이는 살아자(殺我者)가 바로 분노다. 나를 지극히 위하는척하면서 나를 죽음으로 이끄는 살아자는 여러 가지다.

과욕과 허욕과 탐욕을 비롯해서 과색과 돈과 벼슬은 몸을 망치고 목숨까지 앗아가는 대표적인 살아자다. 살아자는 온갖 미끼로 인간을 현혹하고 유혹하며 도취시키고 사로잡는다. 그것이 살아자라는 사실을 알 수 있는 것은 대철인이요 대각자뿐이다. 살아자를 분간할 수 있는 사람은 만에 하나 있을까 말까다. 살아자는 내마음속에 도사리고 있는 내적 적수로서 전혀 알 수도 없거니와 무방비 상태다. 언제 어떻게 나타날지 나도 모르게 감쪽같이 당한다. 외부로부터 침입하는 적은 항상 경계하고 대비하면서 내부의 적에 대해선 속수무책인 것이 인간이다.

살아자를 발견한 사람은 항상 자아와 싸운다. 돈과 벼슬을 보고 탐욕을 하고 화가 치밀어서 분노가 폭발하면 살아자가 나타나서 충동질하는 것을 잽사게 알아차리고 냉소를 한다. 살아자가 아무리 설치고 판을쳐도 부화래동하지 않고 침착하게 다스린다. 살아자는 잔인하고 포악하지만 아무리 충동질해도 꼼작하지 않는 돌부처앞엔 어쩔도리가 없다. 조물주가 어쩔수 없는것이 대각자이듯이 살아자가 불가항력이 바로 대각자다. 대각자는 어떠한 미끼로도 낚을 수가 없다.

만물중에 인간보다 현명한 동물은 없듯이 인간보다 현혹에 잘 빠지는 욕심장이도 없다. 동물은 배가 고파야 움직이고 배가 부르면 사냥을 하지 않는다. 인간은 욕망이 무한대다. 배가 부르고 돈이 산더미같은데도 사냥을 멈추지 않는다. 살 수 있는 것은 고작 백년내외이지만 물질은 천년만년을 쓰고도 남을만큼 악착같이 챙기고 탐욕한다. 돈과 벼슬은 거저 생기는게 아니다. 머리를 짜고 또 짜야만 얻을 수 있고 지탱할 수 있다. 천금을 벌려면 천의 에너지를 소비해야 한다. 돈과 벼슬은 생명을 지탱해야 할 혈기와 정력을 무한량 방출하고 소비한다. 욕심을 자제하면 정력의 소비가 줄어들고 생명이 건전한데 반해서 욕심이 크면 정력의 소모가 지나쳐서 생명이 허약해진다.

살아자는 욕심으로 돈을 벌기 위해서 생명을 낭비하는데 반해서 대각자는 돈보다도 생명을 소중히 아낌으로서 가난하지만 마음이 편하고 오래 장수할 수가 있다. 욕망은 곧 부(富)를 얻기위해서 생명을 파는 것이다. 생명은 단한번 타고날 뿐이다. 인간은 생명을 지탱하기 위해서 산다고해도 과언이 아니다. 그 고귀한 생명을 욕망을 채우기 위해서 과소비한다면 생명은 오래 지탱할 수가 없다. 생명이 다하면 인생은 살아남을 수 없다. 인간이 죽으면 천하의 부와 귀도 아무소용이 없다. 욕망은 부를 생산하는 반면에 생명을 과소비하고 수명을 단축한다.

생명을 지탱하기 위한 욕망은 어쩔 수 없지만 생명을 과소비하는 욕망은 살아자임이 분명하다. 젊어서도 돈과 벼슬을 탐하는 것은 금물이지만 늙어서 돈과 벼슬을 탐하는 것은 무덤을 파는 살아자의 농간인 것이다. 도대체 얼마를 살겠다고 천년성을 쌓는것인가. 인생은 아무런 보장이 없다. 언제 무슨일로 갑자기 죽을지 아무도 알 수 없다. 천하의 일인자가 눈깜작사이에 비명횡사하는가 하면 억만금을 가지고도 병마에 불가항력으로 꼼작없이 죽어가는게 인생이다.

생명을 지탱하는 것은 정력이지 부귀가 아니다. 정력을 위해서 부귀를 잃는게 현명한가. 부귀를 위해서 정력을 잃는게 현명한가. 사람의 명은 타고난다지만 사실은 수명은 선천적이기 보다 후천적이다. 수명의 근원인 정력을 검소하게 절약하면 장수할 수 있는데 반해서 정력을 무절제하게 과소비하면 단명할 수 박에 없다.

정력이 생명의 근원이라면 정력보다 소중한 보물은 없다. 보물은 애지중지하듯이 정력은 애지중지해야한다. 정력을 낭비하는 것은 생명을 낭비하고 무덤을 파는 자살행위다. 정력을 절약하는 것은 금욕이 으뜸이다. 금욕은 장수의 기본이다. 인간은 누구나 오래 살고 싶어한다. 장수는 만능이 아니지만 그래도 장수는 만인의 한결같은 소망이다. 장수를 하려면 장수공부를 해야한다. 늙어서 하는 것은 만시지탄이니 어려서부터 열심히 해야한다.

장수의 열쇠는 금욕이다. 금욕은 말로는 불가능하다. 개안과 대각을 해야만 비로소 금욕은 가능하다. 개안과 대각은 철학이 아니고 천명에 의해서만이 가능하다. 천명은 내가 누구인가를 분명히 밝혀준다. 무엇을 하면 적성이고 성공을 할 수 있으며 돈과 벼슬이 조물주의 낚시밥이라는 것도 대각할 수 있다. 무엇이 살아자이고 저승사자인지도 대오각성할 수 있다. 천명은 결코 점을 치는 점술이 아니고 우주와 인생의 진리를 알고 조물주와 대화할 수 있는 유일한 철리(哲理)다. 어려서부터 장수의 공부를 한다는 것은 곧 어려서부터 천명에 입문하고 천명의 이치를 열심히 공부하는 것이다.

천명을 알면 조물주가 보이고 살아자도 발견할 수 있다. 장수공부는 결코 쉬운게 아니다. 그만큼 장수한다는 것은 산넘어 산이다. 천신만고의 시련과 수난을 극복해야만 비로소 이룩할 수 있는 소망의 정상이다.

인간은 죽음을 두려워한다. 죽으면 저승으로 간다하지만 천지개벽이래 저승에 간 사람은 있어도 저승에서 돌아온 사람은 없다. 과연 저승이 있는지 없는지 저승이 어떠한 곳인지를 알 수가 없다. 아무도 가보지 못한 저승길을 두려워하는 것은 당연하다. 종교인들은 죽으면 천당과 극락에 간다고 한다. 과연 저승에 천당이 있고 극락이 있는지 혹은 지옥이 있는지 가본사람이 없는한 누구도 있다 없다 단정할 수는 없다.

저승세상이 밝혀지지 않는한 저승을 두려워하는 것은 인지상정이 아니겠는가. 늙고 병들으면 고통과 아픔이 이만저만이 아니다. 삶에 대한 의욕이 점점 시들고 허약해지는게 사실이다. 하지만 죽음을 생각하면 정신이 아찔하고 등골에서 식은땀이 흐를만큼 불안하고 두렵다. 산다는게 고생이지만 그래도 죽음보다는 살기를 원하고 죽지않으려고 몸부림치고 발버둥치는게 아닌가.

종교인들은 살아서보다도 죽어서 천당과 극락에서 영생하기를 원한다. 하느님을 믿으면 천당에 가고 부처님을 믿으면 극락에

갈 수 있다는 믿음 때문에 일편단심 하느님과 부처님을 믿고 섬기지만 과연 천당이 있고 극락이 있는지 실제로 가본사람은 단 한사람도 없으니 있다고 할 수도 없고 없다고 할 수도 없는게 저승세상이요 극락과 천당이다. 저승을 알지 못하는한 인간은 저승보다는 이승을 원할 것이며 이승에 살기를 원하는한 장수는 한결같은 소망일 것이다. 그렇다고 장수가 능사는 아니다. 몸이 건강하고 편하면서 장수하는 것은 만인이 부러워하는 행운이겠지만 몸이 병들고 고통스러우면서 장수하는 것은 결코 행운이라고 할 수는 없다. 장병에 효자가 없다고 천하의 효자도 장병에는 불가항력인 것이다.

　가장 바람직하고 행운의 장수는 정상적으로 오래오래 사는 것이다. 그러기 위해선 평소에 장수공부를 열심히 해야하고 능소능대하며 달관해야 한다. 산다는 의욕은 왕성하되 물질적인 부귀영화를 탐하지는 말라. 조물주의 낚시밥을 저승사자처럼 두려워하고 살아자의 현혹과 유혹과 충동을 멀리하라. 천명을 알고 순리대로 살면 평생 적이 없고 병이 없으며 천수를 누릴 것이다.

한국사주 입문과정 특강 (테이프)

　인체설계도를 발견하려면 천명(사주)에 능통해야 한다. 한국사주는 천명을 구성한 음양오행의 진리를 최초로 발견해서 진리위주로 천명을 분석하고 판단한다. 인체설계도는 천명이 타고난 음양오행의 운기로 구성된다. 운기의 왕쇠강약을 12단계로 세밀하게 분류한 것을 십이운성(十二運星)이라고 한다.

　오행의 왕쇠강약은 十二운성에 의해서 판단한다. 十二운성은 인간이 잉태하면서 출생하고 자라나며 늙고 병들어 죽기까지의 일생일대를 十二단계로 분류한 것이다. 인간의 천성과 지능과 적성과 운명 등은 十二운성에 의해서 결정된다. 오행으로 창조된 오장육부의 왕쇠강약을 분석하고 판단하는 것도 十二운성이다. 십이운성에 능통하면 인체설계도에 능통하고 어느 장부가 허약하고 병이며 원인인지를 능소능대하게 판단할 수 있다.

　한국사주 입문과정에선 음양오행과 상생상극의 진리를 비롯 사주를 작성하고 분석하며 판단하는 방법을 구체적으로 연구하는 동시에 十二운성을 집중적으로 공부한다.

　목(木)이 왕하냐 허하냐 화(火)가 왕하냐 허하냐 금(金)이 왕하냐 허하냐 수(水)가 왕하냐 허하냐를 일사천리로 분간할 수 있다. 천명은 인체의 설계도이자 운명의 설계도다. 타고난 운명을 분석하고 판단하는 것은 육신(六神)이다. 육신은 나라 정치를 도맡아하는 육조판서(六曹判書)와 같다. 판서는 저마다 임무가 다르듯이 육신은 저마다 하는일이 다르다. 육신의 진리를 알면 인간만사를 한눈으로 정확히 판단할 수 있다.

중국사주의 원시적 음양오행과 상생상극을 비롯 터무니없는 귀신타령을 일체 청산하고 진리위주로 논리정연하게 천명을 분석하고 판단한다. 초보자를 상대로 알기쉽게 풀이하고 흥미진진하게 설명하는 창시자 변만리선생의 직강으로 공부하는 한국사주입문과정은 하루 2시간씩 15일(총30시간)이면 완성한다. 책으로 공부하면 3개월 이상 걸리는 것을 단 15일이면 능소능대하게 완성하고 능통할 수 있다.

테이프는 최상품으로서 수강료는 교재(敎材)대를 포함해서 20만원이다.

◎ 주요 목차

△ 十干十二支　　△ 三陽三陰　　△ 沖合　　△ 四柱의 구성
△ 十二運星 (長生, 沐浴, 冠帶, 建祿, 帝旺, 衰, 病, 死, 墓, 絶, 胎, 養)의 五行成分과 特性

△ 三合　△ 方局　△ 支藏干　△ 空亡　△ 節氣　△ 六神論　△ 比肩　△ 劫財　△ 食神　△ 傷官　△ 正財　△ 偏財　△ 正官　△ 偏官　△ 印綬　△ 偏印

한국사주 전문과정 특강 (테이프)

만병의 근원은 생명을 지탱하는 혈기부족인 허와 혈기를 생산하는 오장육부의 허에서 발생한다. 어느 장부가 허약하고 무엇이 허한지를 발견하려면 음양오행의 왕허(旺虛)를 정확히 판단해야한다.

천명은 나라의 구성과 같다. 나라엔 군왕이 있고 신하가 있다. 군황은 가장 왕성한 힘을 가지고 있음으로서 나라의 주체가 되는데 반해서 신하는 군왕의 수족으로서 쓸모는 많으나 힘은 없다. 나라의 주체인 군황을 체(体)라하고 수족인 신하를 용(用)이라한다.

오행중 가장 왕성한 것을 체(体)라하고 가장 허약한 것을 용(用)이라고 한다. 군왕과 신하는 불가분의 상생관계로서 상부상조하고 공존한다. 체와 용은 상생관계로서 불가분의 천생연분이요 한쌍의 부부와 같다. 인체설계도는 체와 용으로서 오장육부를 분석하고 판단하며 만병의 원인을 밝혀낸다.

한국사주전문과정에선 천명을 체와 용으로 분석하는 동시에 오행을 체와 용으로 분류함으로서 오장육부중 어느것이 가장 허약하고 병인가를 구체적으로 밝혀낼 수 있다. 용이 되는 오행은 가장 허약하면서 불가결의 필수조건으로서 병의 근원인 동시에 병을 다스리는 약성(藥性)을 의미한다. 나라에선 가장 으뜸가는 충신으로서 군왕을 보살피는 대들보와 같다. 군왕이 둘이면 서로 나라를 차지하려고 싸움으로서 나라가 어지럽고 망하듯이 천명에 체가 여럿이면 서로 대립하고 반목함으로서 되는일이 없고 편한날이 없다. 반대로 충신인 용은 많을수록 나라가 흥하고 태평하다. 용이 많은 사주는 병을 다스리는 명의와 선약이 많은것이니 병을 다스리기가 쉽다. 체와 용을 알면 무엇이 병이고 약인지를 한눈으로 판단할 수 있다.

운명을 판단하는 육신도 체와 용으로 분류해서 판단한다. 체가 되는 신하는 불충하고 용이되는 신하는 충신이다. 체가 많은 사주는 불충한 신하가 많은 것이며 되는일이 없고 파란만장한데 반해서 용이 많은 사주는 충신이 많음으로서 무엇이든 소원대로되고 만사형통하며 부귀영화를 누린다. 체가 많으면 악성질환을 비롯 난치불치의 만성병을 앓게된다. 전문과정은 인간만사와 만병을 분석하고 판단하는 과정이다. 나 자신을 발견한다. 무엇을 하면 성공을 하고 실패를 할 것인지 뚜렷이 알 수 있다. 재복(財福)이 있는지 없는지 관운(官運)이 있는지 없는지 인덕이 있는지 없는지 인간관계가 원만한지 모가 나는지 천성이 착한지 악한지 정직한지 사기꾼인지 의리가 있는지 배신자인지 정숙한지 음란한지 유능한지 무능한지 직업인인지 장사꾼인지 사업가인지 예술가인지 구두쇠인지 건달인지 장수할 것인지 단명할 것인지등을 선명하게 판단할 수 있다.

무엇이 된다 않된다 출마를 하면 당선이 되느냐 않되느냐 실제 사주를 내놓고 하나하나 분석하고 판단한다. 구제적이고 자상하며 생생하게 실감이 나는 변만리선생의 직강으로 하루 2시간씩 15일이면 완성한다. 어떠한 사주도 자신있게 척척 풀 수 있다.

수강료는 교재대와 함께 25만원이다.

◎ 주요 목차

△ 사주감정의 기본원리 △ 体와 用 △ 六神이 体가 되면
△ 六神이 用이 되면 △ 六神의 分析과 通變 △ 大運과 天命航路 △ 旺衰强弱 △ 六親關係 △ 富貴貧賤 △ 宮合論 △ 擇日論 △ 時柱와 職業

한국사주 대학과정 특강 (테이프)

　의학을 위주로하는 천명은 입문과 전문과정이 기본이다. 인체설계도를 발견하고 질병을 분석하고 판단할 수 있다. 대학과정은 천명을 전문적으로 전공하는 대학원과정이다. 우주와 만유는 세월따라 변하듯이 인간이 타고난 천명 역시 세월따라 변한다. 천명은 세계를 상대로 이동하는 무역선과 같다. 여름태생이 겨울철을 만나면 음양이 중화됨으로서 만사형통하듯이 겨울태생이 여름철을 만나면 역시 음양이 중화됨으로서 만사형통한다. 세월따라 변하는 운기를 행운(行運)이라고 한다. 행운은 10년마다 변하는 대운(大運)과 1년마다 변하는 세운(歲運)과 한달만큼 변하는 월운(月運)이 있다. 대운은 절기와 방위를 위주로 변한다. 천명은 대운과 세운과 월운에 따라서 음양오행의 운기를 달리한다. 운기가 달라지면 운명과 운세도 달라진다. 가난한 농촌출신이 도시로 진출하고 천하의 재벌이 되는가 하면 잘 살던 부자가 파산하고 망해서 알거지가 되는 것은 바로 세월따라 변하는 행운의 탓이요 조화다.

　대학과정은 행운에서 발생하는 운기의 변화와 운명의 변화를 집중적으로 연구하고 분석하며 판단한다. 행운을 알면 태어나서 일생동안의 운명을 년령별과 월별로 구체적으로 판단할 수 있다. 몇살에 무슨일이 발생하고 어느달에 무엇이 나타난다는 것을 확실하게 알 수 있다. 일생일대의 평생사주와 월별로 분석하는 1년 신수를 정확하고 정밀하게 관찰하고 판단한다. 대학과정은 천명의 최고철학과정으로서 청산유수처럼 능소능대한 변만리선생의 직강으로도 하루 2시간씩 30일을 해야 완성할 수 있다. 각계 각층의 유명인의 사주을 중심으로 평생사주와 일년신수를 집중적으로 분석하고 판단한다.

이 과정을 수료하면 한국최고의 천명학자로서 한국사주의 전임강사(專任講師)가 될 수 있다. 점을 치는 점술가가 아니라 만인의 운을 올바로 인도하는 개운정사(開運正師)로서 중생을 제도할 수 있다. 천명에 능통하면 개안(開眼)을 하고 대각(大覺)을 함으로서 조물주의 낚시밥과 살아자(殺我者)의 유혹에서 완전탈피하고 안심입명(安心立命)할 수 있다.

수강료는 교재대와 함께 65만원이다.

◎ 주요 목차

△ 六神의 喜神과 忌神과 通變 (29個 四柱의 分析과 판단) △ 一年 身數와 月運 판단 法 △ 平生 四柱 分析과 판단 △ 天地沖 △ 天地同 △ 天地合 △ 當面問題 鑑定法 ① 住宅문제 ② 進學과 考試 ③ 投資와 企業 ④ 訟事와 官 災 ⑤ 선거와 出馬 ⑥ 결혼과 이혼 ⑦ 임신

한국의학(기질학) 입문과정 특강 (테이프)

 타고난 천명의 음양오행운기로 인체설계도를 발견하고 인체설계도에 의해서 타고난 기질을 분석하며 기질에 의해서 오장육부의 왕쇠강약을 판단하고 무엇이 허하고 병이며 원인인지를 밝혀내는 한국의학의 입문과정은 동서의학의 입문관정과는 전혀 판이하다. 동서의학은 환자를 반드시 상대해야하고 증을 위주로 병을 진단하고 관찰하는데 반해서 한국의학인 기질학은 환자를 상대하거나 진단을 하지 않는다. 타고난 천명의 음양오행의 성분으로 인체와 오장육부를 해부하고 거울처럼 조명해서 무엇이 허하고 병이며 원인인지를 낱낱이 밝혀낸다. 마치 영사기에 나타나는 영상처럼 입체적으로 밝혀지는 인체와 장부는 모든 것이 투명하게 한눈으로 관찰됨으로서 만병을 일사천리로 판단할 수 있다.

 우선 천명으로 질병을 분석하고 판단하는 방법을 집중적으로 연구한다. 실제 사주를 내놓고 어느 장부가 허약하고 무엇이 부족하며 병의 원인인지를 하나하나 관찰한다. 갑(甲)은 왜 20년 30년 두통을 앓고 있는가 을(乙)은 왜 수십년간 신경통 내지 불면증 내지 관절염을 앓고 있는가 만성병환자의 사주를 내놓고 병의 원인과 난치불치한 이유를 논리정연하게 분석하고 판단한다.

 의학은 두통따로 신경통따로 관절염따로 분류해서 진단하고 처방하며 다스리는데 반해서 기질학은 모든병을 원인위주로 분석하고 판단하며 한가지 처방으로 다스린다. 환자를 상대로 증을 진단하고 판단한다는 것은 쉬운일이 아니다.

만병의 원인은 혈기부족인 허로서 허의 진상을 정밀하게 판단해야 한다. 그러기위해선 천명을 구성하고 있는 음양오행의 성분을 十二운성에 의해서 세밀하게 분석해야 한다. 허가 만성이면 만성병이요 허가 극한 상태이면 암이다. 천명이 음이나 양으로 편중되고 편고하면 허가 극심함으로서 만성병이 발생한다. 천명을 분석하면 허가 어느정도이고 병이 무엇이며 고칠 수 있는지 없는지를 판단할 수 있다. 천명에 능통하면 병분석도 능통하다. 천명의 진리가 곧 질병의 진리라는 것을 생생하게 발견하면서 천명에 대한 인식이 새로워진다.

무엇보다도 환자를 보면 자신이 생긴다. 일언반구의 문진없이 병의 원인과 진상을 일사천리로 이야기하면 환자가 탄복을 하고 치병을 원한다.

입문과정은 변만리선생의 직강으로 하루 2시간씩 15일이면 거뜬히 완성한다. 몇 년을 해도 미완성인 병분석을 단 30시간이면 완벽하게 완성하는 것이다.

수강료는 교재대와 함께 35만원이다.

◎ 주요 목차

△ 氣質　　△ 東西 醫學의 原理　　△ 韓國醫學의 基本原理
△ 五行과 오장육부　△ 病理　△ 藥理　△ 虛實補瀉　△ 氣質別 病理와 分析　△ 四象醫學　△ 藥이란 무엇인가
△ 四氣五味

한국의학(기질학) 전문과정 특강 (테이프)

기질학은 만병을 음허(陰虛)와 양허(陽虛)로 이원화(二元化)한다. 신수부족과 간혈부족은 음허에 속하고 명문화부족과 기부족은 양허에 속한다. 병을 다스리는 처방 역시 음허를 보완하는 보음방(補陰方)과 양허를 보완하는 보양방(補陽方)이 대종이다. 신수와 간혈을 보완하는 것이 보음방이고 명문화와 기를 보완하는 것이 보양방이다. 전문과정에선 천명으로 질병을 분석하고 판단하는 임상을 보다 깊고 넓게 연구하는 동시에 병을 다스리는 처방을 집중적으로 연구한다.

봄태생을 비롯 춘하추동의 기질별로 개발한 처방을 기질방(氣質方)이라고 한다. 기질방은 기질적으로 허약한 것을 집중적으로 보완하는 것이 특색이다. 봄태생은 보기방(補氣方)을 여름태생은 보수방(補水方)을 가을태생은 보혈방(補血方)을 겨울태생은 보화방(補火方)을 위주로 한다. 기질학은 2천가지 한약을 보음 보양 내지 보혈 보기의 네가지로 분류함으로서 한방에서 극약내지 독약으로 분류하는 한약을 하나같이 보약내지 선약으로 분류한다.

한약은 크게 나누어서 가장 약성이 뛰어나고 보완이 능률적인 것을 엄선해서 처방을 한다. 기왕이면 구하기 쉽고 맛도 좋으며 값도 경제적인 것을 우선적으로 선택한다. 구하기 힘들고 값이 엄청나게 비싸며 품질이 확실치 않은 약제는 선택하지 않는다. 여름태생과 가을태생은 녹용(鹿茸)을 쓰지 않으며 겨울태생과 봄태생도 여간해선 녹용을 쓰지 않는다.

기질방에서는 기질학이 독자적으로 개발한 음정(陰精)과 양정(陽精)을 최고의 보음 보양제로 선호한다.

값이 인삼값보다도 싼지라 얼마든지 애용할 수 있다. 기질방은 하나같이 혈기를 보완하는 보약이요 선약으로서 건강을 회복하는 건강식품과 같다. 먹으면 먹을수록 혈기와 건강을 보완하기 때문에 장복할수록 혈기와 건강이 왕성하다. 오진과 약사고가 전혀 없음으로 안심하고 장복할 수 있다.

전문과정을 공부하면 기질방에 능통함으로서 한약을 자유자재로 조제(調劑)할 수 있다. 나타난 병이야 무엇이든 원인은 한가지로서 허한 것을 보완하기만 하면 백가지 병을 한꺼번에 다스릴 수 있는 것이다. 전문과정은 기질학의 최고과정이다. 임상위주로 자상하고 흥미있게 풀이하고 설명하는 변만리선생의 직강으로 하루 2시간씩 15일이면 완성한다. 평생을 해도 어려운 병분석과 처방을 이처럼 당시 일내에 완성할 수 있는 것은 기질학의 진리가 너무나 간단명료하기 때문이다.

수강료는 교재대와 함께 40만원이다.

◎ 주요 목차

△ 天命과 氣質   △ 四柱로 分析하는 氣質과 病症   △ 氣質別 病理와 처방   △ 六神과 질병   △ 運과 질병   △ 만성병의 病理와 藥理   △ 암의 病理   △ 成人病 醫學   △ 30億弗 의 美國게놈 事業

한국의학 본초과정(本草課程)특강 (테이프)

　한방에선 본초를 증위주로 분석하고 판단하며 사용한다. 한방에서 가장 어려운 것이 본초다. 신농씨(神農氏)본초를 비롯 수십가지의 본초가 개발되었고 한약의 가지수는 365종에서 2천가지가 넘는다.
　증을 위주로 한약을 붐석하면 한가지약이 여러 가지 병증을 다스리게 된다. 본초에 능통하려면 그 많은 약과 용도을 하나하나 기억하고 능숙해야한다. 10년은 고사하고 평생을 해도 끝이없고 미완성이다. 본초의 용도와 효능은 저자마다 다르다. 본초에 능통하려면 무조건 모든 본초를 열심히 공부할 수 밖에 없다.

　한국본초는 증위주의 분석과 판단을 하지 않는다. 약성(藥性)위주로 무엇을 보하는지를 집중적으로 분석한다. 한약은 사기오미(四氣五味)가 기본이다. 사기(四氣)는 한성(寒性)과 열성(熱性)과 온성(溫性)과 량성(涼性)의 네가지다. 본초에는 반드시 사기가 분류되어 있다. 사기를 알면 보혈제인지 보기제인지를 쉽게 알 수 있다.

　오미(五味)는 약성이 분명치가 않다. 오미자(五味子)는 오미(五味)가 모두있으니 분류하기가 어렵다. 한국본초는 사기 위주로 한약을 분류하고 보음제와 보양제 그리고 보혈제와 보기제를 분명히 밝히는 동시에 어느 기질에 적성인지를 알기 쉽게 분류함으로서 초보자도 일사천리로 본초를 분간할 수 있다. 약의 사기만 알면 자동적으로 식별할 수 있음으로서 혼동과 착각이 있을 수 없다. 보기제냐 보혈제냐가 분명하듯이 약성이 뛰어난 것을 집중적으로 연구할 수 있다.

실제 한방에서 사용하는 한약은 백가지 내외다.

한국본초는 2천가지 한약중에서 꼭 필요하다고 인정하는 300여가지를 엄선해서 구체적으로 분석하고 용도를 밝히는데 정성을 다했다. 누구나 알기 쉬운 유창한 변만리선생의 직강으로 하루 2시간씩 15일이면 완성할 수 있다.

수강료는 교재대와 함께 40만원이다.

◎ 주요 목차

△ 300種 本草別 氣味와 氣質別 分類 및 功用　　△ 本草沿革
△ 修治法

版權所有

만성병의 진리

1999년12월25일 1쇄 1 판 발행
2011년 7월 5일 2쇄 중판 발행

지은이 / 변만리
발행인 / 김정숙
기 획 / 변만리역리연구학회
발행처/ 도서출판 자문각
주 소 / 서울시 종로구 숭인동 304번지
육영빌딩 301호
공급처/여산서숙 02)928-8123
전화/02)926-3248 팩스/02)928-8122
등록/1978년8월12일 제5-32호
신고번호제300-2011-114
무단복제불허
값 10,000원
잘못된 책은 구입처에서 교환해 드립니다.